针灸拔罐刮痧治百病

赵萌◎编著

天津出版传媒集团
天津科学技术出版社

本书具有让你"时间耗费少，养生知识掌握好"的方法

免费获取专属于你的《针灸拔罐刮痧治百病》阅读服务方案

循序渐进式阅读？省时高效式阅读？深入研究式阅读？由你选择！
建议配合二维码一起使用本书

◆ 本书可免费获取三大个性化阅读服务方案

1、轻松阅读：为你提供简单易懂的辅助阅读资源，每天读一点，简单了解本书知识；
2、高效阅读：为你提供高效阅读技巧，花少量时间掌握方法，专攻本书核心知识，快速掌握本书精华；
3、深度阅读：为你提供更全面、更深度的拓展阅读资源，辅助你对本书知识进行深入研究，透彻理解，牢固掌握本书知识。

◆ 个性化阅读服务方案三大亮点

时间管理　科学时间计划
阅读资料　精准资料匹配
社群共读　阅读心得交流

微信扫描二维码
免费获取阅读方案

★不论你只是想循序渐进，轻松阅读本书，还是想掌握方法，快速阅读本书，或者想获取丰富资料，对本书知识进行深入研究，都可以通过微信扫描【本页】的二维码，根据指引，选择你的阅读方式，免费获得专属于你的个性化阅读方案。帮你时间花的少，阅读效果好。

图书在版编目（CIP）数据

针灸拔罐刮痧治百病 / 赵萌编著．- -天津：天津科学技术出版社，2018.1（2020.9重印）
ISBN 978-7-5576-3412-4

Ⅰ.①针…　Ⅱ.①赵…　Ⅲ.①针灸疗法②拔罐疗法③刮搓疗法　Ⅳ.①R24

中国版本图书馆 CIP 数据核字（2017）第 169212 号

针灸拔罐刮痧治百病
ZHENJIU BAGUAN GUASHA ZHIBAIBING

责任编辑：孟祥刚

出　　版　天津出版传媒集团
　　　　　　天津科学技术出版社
地　　址　天津市西康路 35 号
邮　　编　300051
电　　话　(022) 23332390
网　　址　www.tjkjcbs.com.cn
发　　行　新华书店经销
印　　刷　唐山富达印务有限公司

开本 670×960　1/16　印张 16　字数 300 000
2020 年 9 月第 1 版第 2 次印刷
定价：58.00 元

前 言

随着现代社会的发展、生活节奏的加快，人们生活紧张，工作压力大，身心处在亚健康状态而不自知，不是腰酸背痛、颈肩疼痛，就是浑身没劲，但是去医院检查又没有什么病。这时，人们需要一些简单方便的方法来调理身体、放松身心。针灸、拔罐和刮痧正是很好的选择。针灸、拔罐、刮痧疗法皆为中医外治法中的重要手段，并都以中医针灸学知识为基础，自古以来广泛应用于临床各科疾病的治疗。现代科学研究也在很多方面证实了它们具有良好的临床疗效。同时其简单、方便、廉价、效验等特点，亦受到广大群众的欢迎。

针灸疗法是通过经络、穴位的传导作用，以及运用一定的操作法，来治疗全身疾病的。在临床上按中医的诊疗方法诊断出病因，找出疾病的关键，辨别疾病的性质，确定病变，做出诊断，然后进行相应的配穴处方，进行治疗。以通经脉，调气血，使阴阳平衡，脏腑调和，从而达到防治疾病的目的。拔罐疗法通过拔罐对皮肤、毛孔、经络、穴位的吸拔作用，可以引导营卫之气始行输布，鼓动经脉气血，濡养脏腑组织器官、温煦皮毛，同时使虚衰的脏腑功能得以恢复，畅通经络，调整机体的阴阳平衡，使气血得以调整，从而达到健身、祛病疗疾的目的。刮痧可以改善局部气血循环，达到祛除邪气、活血散淤、舒筋理气、清热解毒、开窍益神之目的。三者应用范围皆广且效果显著。

针灸、拔罐和刮痧疗法作为自然疗法的重要组成部分，是人类医学领域的瑰宝。它们均是以中医的脏腑、经络、气血等理论为基础的医术，都采用"内病外治"的方法，是基于民族文化和科学传统产生的宝贵遗产，历史悠久，源远流长，千百年来广泛流传于民间。为使读者朋友能够更快更容易地了解和掌握针灸、拔罐、刮痧，我们专门编写了这本《针灸拔罐刮痧治百病》。

本书用通俗易懂的语言讲解了针灸、拔罐和刮痧的中医理论基础，如针灸的理论基础，各种针灸器具，常见疾病的针灸治疗方案，针灸的适应证及注意事项，还有其他常见的针灸疗法，如三棱针针灸、皮肤针、耳内针、艾灸等；拔罐的理论基础，各种拔罐用具，常见疾病的拔罐方案，拔罐的注意事项及禁忌证等；经络、穴位的基本知识，各种穴位的适应证。并分别介绍了各种刮痧用具，常见疾病的刮痧治疗方法，刮痧的注意事项及禁忌证等。

本书教给你简便、实用又有效的防病、保健、治疗方法。让你认识内病外治的针灸术，学会扶正人体阳气，驱除体内寒邪、淤滞的拔罐法，掌握让潜藏疾病无所遁形的刮痧术。这些疗法简单易学，疗效显著，不仅适用于生病的人，健康人也可以进行针灸、拔罐和刮痧，特别是当前亚健康状态的人群。

现在，你只须一步一步跟着本书的讲解，就可以进行自我诊断和保健。为自己、为家人解急时之需，疗身体之疾。

目 录

针灸篇

第一章 了解针灸的概念和原理 ………………………… 2
什么是针灸 ……………………………………………… 2
了解针灸的保健功效 …………………………………… 3
针灸是如何治病的 ……………………………………… 5

第二章 掌握针刺疗法 …………………………………… 7
针刺的施治器具 ………………………………………… 7
针刺的过程 ……………………………………………… 9
针刺的方向、角度和深度 ……………………………… 13

第三章 针法的基本操作方法 …………………………… 18
行针与得气 ……………………………………………… 18
得气及其表现 …………………………………………… 21
行针的基本手法 ………………………………………… 21
行针的辅助手法 ………………………………………… 22

留针与出针 23

留针法 23

出针法 24

晕针 26

滞针 26

弯针 27

断针 27

血肿 28

三棱针疗法 28

皮肤针疗法 31

耳针疗法 33

第四章 了解灸法的原理与方法 38

什么是灸法 38

灸法的作用 39

施灸的操作要求 42

施灸的注意事项与禁忌 44

第五章 灸法的种类和应用 48

艾炷灸 48

艾条灸 57

实按灸 60

温针灸 60

温灸器灸 61

其他灸法 63

拔罐篇

第一章　了解拔罐的概念和原理……………………… 72

拔罐的作用和机理…………………………………………… 72
拔罐疗法的治病机理………………………………………… 74
拔罐养生常用方法…………………………………………… 75

第二章　拔罐前必须了解这些事………………………… 78

拔罐常用的"罐"介绍……………………………………… 78
选择拔罐器具的原则………………………………………… 81
拔罐的几大辅助工具………………………………………… 81
拔罐的方法与过程…………………………………………… 82
掌握拔罐的适当时间………………………………………… 83
拔罐的注意事项……………………………………………… 85
罐斑暗示着什么……………………………………………… 86
拔罐中遇到异常反应怎么办………………………………… 86

第三章　拔罐的取位原则和操作方法………………… 88

拔罐常用穴及其位置………………………………………… 88
拔罐的取位原则……………………………………………… 95
拔罐疏通经络之原理………………………………………… 96
拔罐疗法必选腧穴…………………………………………… 96
经络学说的应用……………………………………………… 98

第四章　拔罐的速成操作方法……………………100

拔罐疗法的分类……………………………………… 100
常用的拔罐方法……………………………………… 102
起罐时的注意事项…………………………………… 108
拔罐过程中的常见误区……………………………… 109

第五章　拔罐的保健作用………………………111

拔罐的保健作用概述………………………………… 111
拔罐保健的要穴……………………………………… 112
补肾壮阳……………………………………………… 114
健脾和胃……………………………………………… 115
益智健脑……………………………………………… 115
腰腿疼痛……………………………………………… 116
解毒排毒……………………………………………… 118

刮痧篇

第一章　了解刮痧及其基本原理………………120

底蕴深厚的刮痧疗法………………………………… 120
刮痧疗法的作用机理………………………………… 121
刮痧保健的五大特点………………………………… 126
刮痧是适合现代人体质特点的养生绝技…………… 127
刮痧是自我诊断治疗和自我美容的妙法…………… 129

第二章　刮痧时必须要做的准备……………………130

刮痧的器具…………………………………………… 130
刮痧时患者的体位…………………………………… 133
刮痧疗法的种类……………………………………… 135
刮痧保健运板方法…………………………………… 138
刮痧刺激后的痧痕和痧象…………………………… 140
刮拭要领与技巧……………………………………… 141
刮拭后的反应………………………………………… 142
刮痧的操作步骤……………………………………… 143
刮痧板的清洗和保存………………………………… 144

第三章　刮痧的注意事项……………………………145

刮痧前的注意事项…………………………………… 145
刮痧时的注意事项…………………………………… 147
刮痧后的注意事项…………………………………… 151

第四章　经络系统及刮痧疗法………………………153

人体经络系统与刮痧疗法…………………………… 153
刮痧选区的经络俞穴基础…………………………… 154
掌握了经络，养生便可不费吹灰之力……………… 156

第五章　人体不同部位的刮痧方法…………………158

头部刮痧法…………………………………………… 158
面部刮痧法…………………………………………… 159

颈部刮痧法……………………………………………………… 160
背部刮痧法……………………………………………………… 162
胸部刮痧法……………………………………………………… 165
腹部刮痧法……………………………………………………… 166
四肢刮痧法……………………………………………………… 168
耳部刮痧法……………………………………………………… 170
手部刮痧法……………………………………………………… 171
十区刮痧法……………………………………………………… 175

第六章 常见疾病的刮痧疗法……………………… 180

内科疾病的刮痧疗法…………………………………………… 180
外科疾病的刮痧疗法…………………………………………… 196
泌尿生殖疾病的刮痧疗法——妇科疾病……………………… 209
泌尿生殖疾病的刮痧疗法——男科疾病……………………… 213
皮肤疾病的刮痧疗法…………………………………………… 217
五官科疾病的刮痧疗法………………………………………… 221
美容保健的刮痧疗法…………………………………………… 224
刮痧调理亚健康………………………………………………… 237

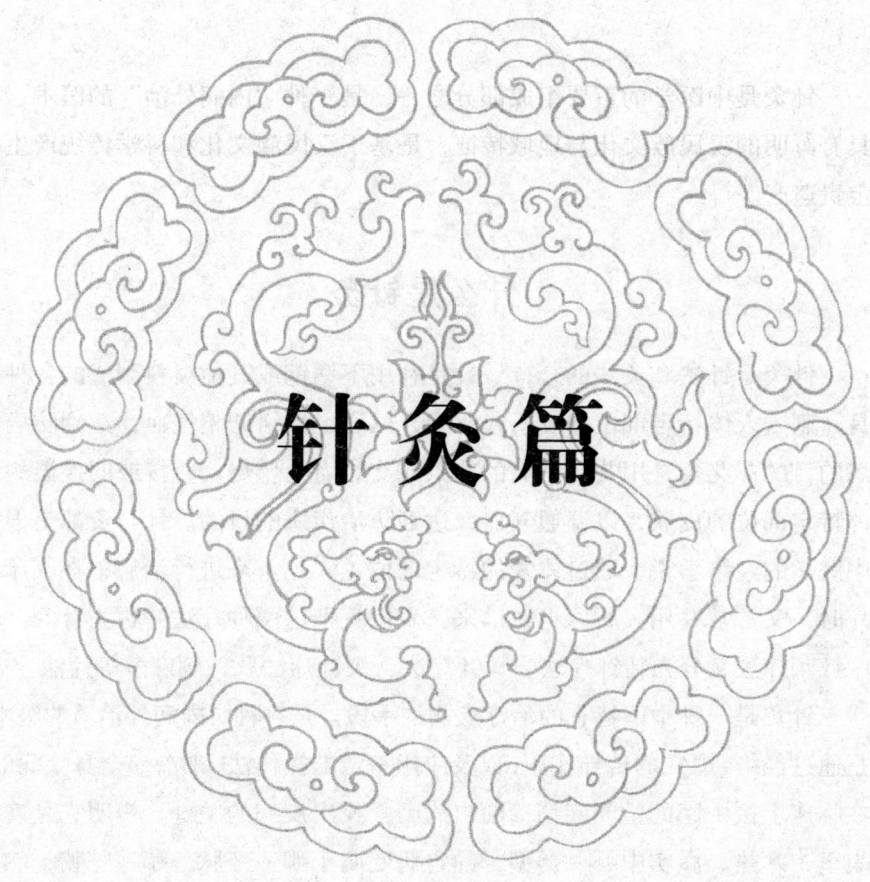

针灸篇

第一章　了解针灸的概念和原理

针灸是中医学的重要组成部分之一,是一种"内病外治"的医术,它具有鲜明的汉民族文化与地域特征,是基于汉民族文化和科学传统产生的宝贵遗产。

什么是针灸

针灸是针法和灸法的合称。针是利用不锈钢或其他材料制成的各种针具,刺入人体特定部位的皮下或肌肉,以通经活络调整气血,达到防病治病的目的;艾灸是用艾叶制成的艾条或艾炷点火燃烧,直接或间接温灼人体特定部位的皮肤,以温通气血,达到防治疾病的目的。针与灸都是根据中医学的经络学说,通过体表的特定部位(穴位)来进行治病,在临床治疗时,又常常并用。所以自古以来,人们就把这两种疗法并称为针灸。其中针刺疗法又分为新针疗法、耳针疗法、头针疗法及针刺麻醉等疗法。

针灸是一种中国特有的治疗疾病的手段。是一种"内病外治"的医术。是通过经络、俞穴的传导作用,以及应用一定的操作法,来治疗全身疾病的。在临床上按中医的望闻问切诊断出病因,找出疾病的关键,辨明它是属于表里、寒热、虚实中哪一类型,确定病变属于哪一经脉,哪一脏腑,然后进行相应的配穴处方,进行治疗。以通经脉,调气血,使阴阳归于相对平衡,脏腑功能趋于调和,从而达到防治疾病的目的。

针灸疗法是祖国医学遗产的一部分,也是我国特有的一种民族医疗方法。千百年来,对保卫健康,繁衍民族,有过卓越的贡献,直到现在,仍然担当着这个任务,为广大群众所信赖。

狭义的针灸是针法和灸法的合称。广义的针灸包括针法、灸法、拔罐法。针法按针具分类,包括毫针、电针、水针、小针刀、三棱针、皮肤针、火针、皮内针、芒针、激光针、电热针、电火针、声电针、电磁针、微波针、指针以及穴位贴敷法、穴位埋线法等；按刺激的部位分类，包括体针、耳针、头皮针、眼针、鼻针、腕踝针、手针、足针等。灸法包括艾灸和非艾灸。

了解针灸的保健功效

中国古代人民很早以前就采用针灸方法保健强身。在《黄帝内经》中称掌握针灸保健技术的医生为"上工"，《灵枢·逆顺》中云："上工刺其未生者也。"

到了唐代，针灸保健已占有相当位置，如在《千金要方》中，就论述了许多针灸方面用以保健的材料。宋代王执中著的《针灸资生经》里，记载了用针灸预防多种疾病，如刺泻风门背不发痈疽等。明代医家亦倡导针灸保健，高武在《针灸聚英》里说："无病而先针灸曰逆，逆，未至而迎之也。"逆，即防病之义。清代潘伟如在《卫生要求》一书中还阐发了针刺的保健作用，他说："人之脏腑经络血气肌肉，日有不慎，外邪干之则病。古之人以针灸为本……所以利关节和气血，使速去邪，邪去而正自复，正复而病自愈。"

针灸的保健作用有：

（一）疏通经络

针灸的疏通经络作用是针灸最基本和最直接的治疗作用，可使瘀阻的经络通畅而发挥其正常生理功能。经络"内属于府脏，外络于肢节"，运行气血是其主要生理功能之一。经络功能正常时，气血运行通畅，脏腑器官、体表肌肤及四肢百骸得以濡养，均可发挥其正常的生理功能。若经络功能失常，气血运行受阻，则会影响人体正常的生理功能，出现病理变化而引起疾病的发生。

经络不通，气血运行受阻，其临床症状常常表现为疼痛、麻木、肿胀、瘀斑等症状。针灸疏通经络主要是根据经络的循行，选择相应的俞穴和针刺手法及三棱针点刺出血、梅花针叩刺、拔罐等，使经络通畅，气血运行正常，达到治疗疾病的目的。

（二）调和阴阳

针灸的调和阴阳作用是针灸治疗最终达到的根本目的，可使机体从阴阳的失衡状态向平衡状态转化。阴阳学说是中医基本理论的重要内容，疾病的发生机理是极其复杂的，但从总体上可归纳为阴阳失调。若因六淫、七情等因素导致人体阴阳的偏盛偏衰，失去相对平衡，就会导致"阴胜则阳病，阳胜则阴病"的状况出现。针对人体疾病的这一主要病理变化，运用针灸方法调节阴阳的偏盛偏衰，可以使机体恢复阴平阳秘的状态，从而达到治愈疾病的目的。

针灸调和阴阳的作用，主要是通过经络阴阳属性、经穴配伍和针刺手法完成的。如中风后出现的足内翻，从经络辨证上可确定为阳（经）缓而阴（经）急，治疗时采用补阳经而泻阴经的针刺方法，平衡阴阳；阳气盛则失眠，阴气盛则多寐，根据阳跷、阴跷主眼睑开合的作用，取与阴跷相通的照海和与阳跷相通的申脉进行治疗，失眠应补阴跷（照海）泻阳跷（申脉），多寐则应补阳跷（申脉）泻阴跷（照海），使阴阳平衡。

（三）扶正祛邪

针灸的扶正祛邪是针灸治疗疾病的作用过程，又是疾病向良性方向转归的基本保证，可扶助机体正气及祛除病邪。疾病的发生、发展及其转归的过程，实质上是正邪相争的过程。正胜邪退则病缓解，正不胜邪则病情加重。针灸治病，就在于能够发挥其扶正祛邪的作用。疾病的发展过程，是正气和邪气的相互斗争的过程，正邪力量消长决定疾病的发展和转归，邪胜于正则病情加重，正胜于邪则病情减轻，《素问·刺法论》篇说："正气存内，邪不可干。"《素问·评热病论》说："邪之所凑，其气必虚。"说明疾病的发生，是由于正气相对不足，邪气相对强盛所致。因此，治疗上必须坚持扶正祛邪的原则。在临床上扶正祛邪就是通过补虚泻实原则来实现的。补虚和泻实的具体方法在针灸治疗原则中已详述。

所谓针刺保健，就是用毫针刺激人体一定的穴位，以激发经络之气，使人体新陈代谢旺盛起来，从而起到强壮身体、益寿延年的目的。针刺保健与针刺治病的方法虽基本相同，但着眼点不同，针刺治病着眼于纠正机体阴阳、气血的偏盛偏衰，而针刺保健则着眼于强壮身体，增进机体代谢能力，旨在养生延寿。也正因为二者的着眼点不同，反映在选穴、用针上亦有一定差异。若用于保健，针刺手法刺激强度宜适中，选穴不宜多，且要以具有强壮功效的穴位为主。

保健灸法是中国独特的养生方法之一，不仅可用于强身保健，也可用于久病体虚之人的康复。所谓保健灸法，就是在身体某些特定穴位上施灸，以达到和气血、调经络、养脏腑、延年益寿的目的。《医学入门》里说："药之不及，针之不到，必须灸之。"说明灸法可以起到针、药有时不能起到的作用。至于灸法的保健作用，早在《扁鹊心书》中就有明确的记载："人于无病时，常灸关元、气海、命门……虽未得长生，亦可得百余岁矣。"

针灸是如何治病的

针和灸是两种不同的治病方法。针法指用针灸针具在体表的穴位上进行针刺来达到治疗疾病的目的。灸法是将艾绒做成的艾炷、艾条，点燃后熏灼体表的相关穴位，通过温热刺激而达到治疗疾病的目的。

针灸为什么能治病，古今中外一直在研究，说法很多，但至今尚无定论。究其原因，主要是当今对调整人体机能的研究，常局限于神经反射、生化反应和生物分子物理运动的作用方面，而国内外对针灸的研究工作也因此常停留在这些范围内进行，未能深究到人体潜在功能的作用上。有学者认为针灸穴位所引起的神经冲动，能激活人体的潜在功能，对人体以神经系统为主的各个系统、器官组织的功能产生强有力的调节作用，以防治各种疾病和抗衰老。这就是针灸的根本机能。

人体是一个非常精密非常高级的生物体，自身有非常完善非常复杂的自我调节机制，比如说人体的某一部位不小心被划破了，人会通过调节机制让伤口自己痊愈，不需治疗。正因为这样，人类才能在地球上不断地适应内外环境的变化，从几千几万年前生存发展到了今天。而针灸对人体是一种刺激，人体的大脑接受到这一外界刺激后，很快就会激活他的调节机制对外界的这一刺激产生反应，或是被抑制，或是被兴奋，而人体为适应针刺刺激所做出的调节过程也就是针灸的治病过程。这就是从现代西医的角度来解释针灸的治病原理。

　　现代科学证实人体的确有很多功能，但其中仅有10%是显性的，常在应用，而90%是潜在的，还未被激活利用。在漫长的进化过程中，人类从防御侵害、寻求事物和延续生命的三大活动中，历尽无数艰难险阻和疾病的折磨，为了适应环境而生存产生某些能力，这些后天获得逐渐进化为先天具有，其中有的功能由于一直在应用，则成为显性；有的功能虽已遗传下来，但因后天环境的改变而逐渐不应用了，则为潜在的。人体有一套行使其作用的功能装置，主要包括中枢、内脏和躯体三大部分，它在人体内有机、紧密、精巧的结合。人体的功能装置内藏着错综复杂的分节性牵联，故亦可称神经节段功能装置。在患病时中枢内能建立病理反射来沟通许多功能装置，以增强防治病患的措施，这也是机体在进化过程中，适应环境生存反应所形成的。针灸只需在经络上，相应的取穴和行针，就能够激活人体的潜在功能，活化其功能装置，发挥强有力的调整作用。这样能够提高治病疗效，而且对大量的难治杂病和绝症也有治疗作用，如男女性功能障碍、不育与不孕、小睾丸、幼稚子宫、侏儒等。因此人体功能装置不仅是人体形态功能的局部单元，也是针灸"切经"和针灸治疗的局部单元，这也许就是经络诊治的奥秘。

第二章 掌握针刺疗法

针刺对手法很有讲究，其方向、角度、深度都有特殊的要求。要掌握针刺疗法，不仅要熟知针刺过程，更要对禁忌症有充分了解。

针刺的施治器具

随着社会生产力的发展，针刺的工具也有了不断的改进：古代的针具除砭石外，还有骨针、竹针、陶针、青铜针、金针、银针，一直发展到今天的不锈钢针。金属针具的应用，应该开始于青铜器时代，在承袭"砭石、针石、镵石"的基础上，经过漫长的历史时期，不断改进和逐渐完善形成了九针。九针是指具有九种不同形状的金属针具，具有不同的治疗用途。九针的硬度可与砭石相媲美，其弹性、韧性、锋利的程度更优于砭石，还可以制造得很精巧。在治疗上既保留了砭石切肿排脓的功能，由于它有九种不同的形状还极大地扩展了用途，具有多种治疗功能（九针的长度指的是针身的长度，不是整个针的长度）。

九针包括：

（1）镵针：针头大，针尖锐利，除去末端一分尖锐外，有1.5寸的针柄，共长1.6寸。镵针主要用来刺人体阳分的浅表部位。即可以用于针刺皮肤疾患。

（2）员针：针身为圆柱形，针尖椭圆如卵，长1.6寸。员针主要适应治疗肌肉的病症，即主治邪在分肉之间的疾患，用于针刺肌肉的疾患，亦可作按摩用。

（3）鍉针：针身较大，针尖圆而微尖，如黍粟一样，长3.5寸。鍉针适应治疗血脉的病症，主要是用以按摩经脉，而不致刺入皮肤，陷入肌肉，能流通气血，即用来针刺脉络疾患。

（4）锋针：针身为圆柱形，针锋锐利，三面有锋棱，长1.6寸。锋针可作刺络放血之用，主治痈疡痹症等疾患，也可以针刺筋的疾患。

（5）铍针：针身模仿宝剑的剑锋制成，针尖如形，似剑锋之利，阔2.5分，长4寸。主治痈脓和寒热不调的病症，可用作切开排脓。凡病脓疡者，可取铍针，也可以针刺骨的疾患。

（6）员利针：针身略粗，针尖稍大，圆而且锐利，长1.6寸。主治痈证和痹证，深刺之，可以治暴痛。此类针也用来调和阴阳。

（7）毫针：针尖纤细如蚊喙，长3.6寸。毫针最细，适于刺入各经的孔穴，既可祛除邪气又可扶养正气，主治寒热痹痛、邪在经脉的疾病。也可用来补益精气。

（8）长针：针身长，针尖锋利，长7寸。主治邪气深着，日久不愈的痹症。凡病在内部深层的疾患，可以取用长针，这种针也可以祛除风邪。

（9）大针：针尖形如杖，略圆，似锋针，长4寸。大针主治关节内有水气停留的疾患，用以泻水。这种针也可用以通利九窍，祛除三百六十五节的邪气。

目前临床上以毫针应用最为广泛，有各种型号。其他的针具或不再使用，或发展成为新的针灸工具。如现在的皮肤针代替镵针，三棱针即锋针，火针代替大针，而芒针则由长针发展而来。现代的毫针基本上都是用不锈钢材料做的，比古代的毫针要精细多了，为了保障病人安全，我国已制定了针灸针的相关的质量标准（GB国标）。通常，一根毫针的结构如下：

针尾：温针灸放置艾绒之处。

针柄：必须牢固、不能有锈蚀和松动。

针身：挺直、光滑、坚韧而富有弹性，无斑驳、锈痕，发生曲折就要停止使用。

针尖：形如松针为直，无钩曲、卷毛，不宜过于尖锐，须圆而不钝。

针刺的过程

（一）选择针具针

应选择有一定的硬度、弹性和韧性的针具，临床上有金质、银质和不锈钢三种。

金质、银质的针，弹性较差，价格昂贵，故较少应用。临床应用一般以不锈钢为多。选针具应根据病人的性别、年龄的长幼、形体的肥瘦、体质的强弱、病情的虚实、病变部位的表里浅深和所取俞穴所在的具体部位，选择长短、粗细适宜的针具。如男性、体壮、形肥，且病变部位较深者，可选稍粗稍长的毫针。反之若女性、体弱、形瘦，而病变部位较浅者，就应选用较短、较细的针具。至于根据俞穴的所在具体部位进行选针，一般是皮薄肉少之处和针刺较浅的俞穴，选针宜短而针身宜细；皮厚肉多而针刺宜深的俞穴宜选用针身稍长、稍粗的毫针。临床上选针常以将针刺入俞穴至之深度，而针身还应露在皮肤上稍为宜。如应刺入0.5寸，可选1.0寸的针，应刺入1.0寸时，可选1.5寸的针。

（二）选择体位

针刺时患者体位选择是否适当，对俞穴的正确定位，针刺的施术操作，持久的留针以及防止晕针、滞针、弯针，甚至折针等，都有很大影响。如体位选择不当，在针刺施术时，或留针过程中，病人常因移动体位而造成弯针、滞针，甚至发生折针事故。又如病重体弱，或精神紧张的病人，采用坐位，易使病人感到疲劳，往往易于发生晕针。因此根据病情选取俞穴的所在部位，选择适当的体位，既有利于俞穴的正确定位，又便于针灸的施术操作和较长时间的留针，而不致疲劳的原则。

（三）消毒针刺

针刺前必须做好消毒工作，其中包括针具消毒，俞穴部位的消毒和医者手指的消毒。

（1）针具器械消毒：方法很多，应尽量采用高压蒸气灭菌法。高压蒸气灭菌：将毫针等针具用布包好，放在密闭的高压蒸汽锅内灭菌。一般在 1.0~1.4 千克/平方厘米的压力、115~123 摄氏度的高温下保持 30 分钟以上，才可达到灭菌要求。

或用 75% 酒精消毒。将针具置于 75% 酒精内，浸泡 30 分钟，取出拭干使用。置针的用具和镊子等，可用 2% 来苏溶液与 1：1000 的升汞溶液浸泡 1~2 小时后应用。对某些传染病患者用过的针具，必须另行放置，严格消毒后再用。

（2）俞穴和医者手指的消毒：在需要针刺的俞穴部位消毒时，可用 75% 酒精棉球拭擦即可。在拭擦时应由俞穴部位的中心向四周绕圈擦拭。或先用 25% 碘酒棉球拭擦，然后再用 75% 酒精棉球涂擦消毒。当俞穴消毒后，切忌接触污物，以免重新污染。

（3）医者手指的消毒：医生手指消毒：医生的手，在施术前要用肥皂水洗刷干净，或用酒精棉球涂擦后，才能持针操作。施术时医者应尽量避免手指直接接触针体，如必须接触针体时，可用消毒干棉球作间隔物，以保持针身无菌。

（4）施针部位消毒：在病人需要针刺的穴位皮肤上用 75% 酒精的棉球擦拭，应从中心点向外绕圈擦拭。或先用 2% 碘酊涂擦，稍干后再用 75% 酒精涂擦脱碘。穴位皮肤消毒后，必须保持洁净，防止再污染。

（四）进针法

进针在进行针刺操作时，一般应双手协同操作，紧密配合。

临床上一般用右手持针操作，主要是以拇、食、中三指挟持针柄，其状如持毛笔，故右手称为"刺手"。左手爪切按压所刺部位或辅助针身，故称左手为"押手"。

刺手的作用，是掌握针具，施行手法操作；进针时，运指力于针尖，而使针刺入皮肤，行针时便于左右捻转，上下提插和弹震刮搓以及出针时的手法操作等。

押手的作用，主要是固定俞穴位置，夹持针身协助刺手进针，使针身有所依附，保持针垂直，力达针尖，以利于进针，减少刺痛和协助调节、控制针感。

具体的进针方法，分为单手进针法和双手进针法：

（1）单手进针法：术者以拇指、食指持针，中指端抵住俞穴，指腹紧靠针身下段。当拇、食指向下用力按压时，中指随之屈曲，将针刺入，直刺至所要求的深度。实际上，此法是以刺手的中指代替了押手的作用，具有简便、快捷、灵活的特点。该法多用于较短毫针的进针。

（2）双手进针法：即左右双手配合，协同进针。根据押手辅助动作的不同，又分为指切进针法、夹持进针法、提捏进针法、舒张进针法四种。

指切进针法：以左手拇指或食指指甲切压在穴位上，右手持针，紧靠指甲缘将针刺入皮肤。适用于较短毫针刺入肌肉丰厚部的穴位。

夹持进针法：用左手拇、食两指夹持棉球，裹住针尖，直对俞穴，当押手两指下按时刺手顺势将针刺入穴位。适用于长针的进针。

舒张进针法：用押手拇、食指将穴区皮肤撑开绷紧，右手持针从两指间刺入。多用于皮肤松弛或有皱折部的穴位，如腹部穴位。

提捏进针法：用押手拇、食指将穴区皮肤捏起，刺手持针从捏起部侧面或上端刺入。适用于头面等皮肤浅薄处的穴位。

（3）管针进针法：即备好玻璃或金属制成的针管，针管长度约比毫针短 2~3 毫米，以便露出针柄，针管的直径以能顺利通过针尾为宜。进针时押手持针管，将针装入管内，针尖与针管下端平齐，置于应刺的俞穴上，针管上端露出针柄 2~3 毫米，用右手食指叩打针尾或用中指弹击针尾，即可使针刺入，然后退出针管，再运用行针手法。本法进针痛苦小，适用于疼痛敏感者。

（五）行针法

行针亦名运针，是指将针刺入俞穴后，为了使之得气，调节针感以及进行补泻而实施的各种针刺手法。

基本手法：行针的基本手法，是针刺的基本动作，常用的有以下两种：

（1）提插法：是将针刺入俞穴的一定深度后，使针在穴内进行上、下进退的操作方法。使针从浅层向下刺入深层为插；由深层向上退到浅层为提。至于提插幅度的大小，层次的有无，频率的快慢以及操作时间的长短等，应根据病人的体质、病情和俞穴的部位以及医者所要达到的目的而灵活掌握。

（2）捻转法：是将针刺入俞穴的一定深度后，以右手拇指和中、食二指持住针柄，进行一前一后的来回旋转捻动的操作方法。至于捻转角度的大小，频率的快慢，操作时间的长短等，应根据病人的体质、病情和俞穴的特征以及医者所要达到的目的，灵活运用。

以上两种基本手法，既可单独应用，也可相互配合运用，在临床上必须根据病人的具体情况，灵活掌握，才能发挥其应有的作用。

辅助手法：是进行针刺时用以辅助行针的操作方法。常用的有以下几种：

（1）循法：是以左手或右手于所刺俞穴的四周或沿经脉的循行部位，进行徐和的循按或循摄的方法。此法在未得气时用之可以通气活血，有行气、催气之功。若针下过于沉紧时，用之可宣散气血，使针下徐和。

（2）刮柄法：亦名划柄法。是将针刺入俞穴一定深度后，使拇指或食指的指腹抵住针尾，用拇指、食指或中指爪甲，由下而上的频频刮动针柄的方法。此法在下得气时，用之可激发经气，促使得气。

（3）弹柄法：是将针刺入俞穴的一定深度后，以手指轻轻叩弹针柄，使针身产生轻微的震动，而使经气速行。

（4）搓柄法：是将针刺入俞穴一定深度后，以右手拇、食、中三指持针柄向单向捻转，如搓线状，每搓2~3周或3~5周，但搓时应与提插法同时配合应用，以免使肌肉纤维缠绕针身。此法有行气、催气和补虚泻实的作用。

（5）摇柄法：是将针刺入俞穴一定深度后，手持针柄进行摇动，如摇橹或摇辘轳之状。此法若直立针身而摇，多自深而浅的随摇随提，用以出针泻邪。若卧针斜刺或平刺而摇，一左一右，不进不退，如青龙摆尾，可使针感单向传导。

（6）震颤法：是将针刺入俞穴一定深度后，右手持针柄，用小幅度、快频率的提插捻转动作，使针身产生轻微的震颤，以促使得气或增强祛邪、扶正的作用。

（六）留针

将针刺入俞穴行针施术后，使针留置穴内，称为留针。

留针的目的是为了加强针刺的作用和便于继续行针施术。一般病症只要针下得气而施以适当的补泻手法后，即可出针或留针10~20分钟；但对一些特殊病症，如急性腹痛、破伤风、角弓反张、寒性、顽固性疼痛或痉挛性病症，即可适当延长留针时间，有时留针可达数小时，以便在留针过程中作间歇性行针，以增强、巩固疗效。

（七）出针

在行针施术或留针后即可出针。

出针时一般先以左手拇、食指按住针孔周围皮肤，右手持针作轻微捻转，慢慢将针提至皮下，然后将针起出，用消毒干棉球揉按针孔，以防出血。若用除疾，开阖补泻时，则应按各自的具体操作要求，将针起出。出针后病人应休息片刻方可活动，医者应检查针数以防遗漏。

针刺的方向、角度和深度

（一）进针角度

针刺的角度，是指进针时针身与皮肤表面所形成的夹角。它是根据俞穴所在位置和医者针刺时所要达到的目的结合而定。

一般分下列三种角度：

（1）直刺：针身与皮肤表面呈90°角或接近垂直刺入。常用于肌肉较丰厚的腰、臀、腹、四肢等部位的俞穴。

（2）斜刺：针身与皮肤表面呈45°角左右倾斜刺入。斜刺法适用于针刺皮肉较为浅薄处，或内有重要脏器，或不宜直刺深刺的俞穴和在关节部的俞穴，在施用某种行气、调气手法时，亦常用斜刺法。

（3）横刺：又称平刺或沿皮刺。即将针身倾斜与皮肤表面呈15°~25°角沿皮刺入。适用于皮肉浅薄处，有时在施行透穴刺法时也用这种角度针刺。如头皮部、颜面部、胸骨部俞穴,透穴刺法中的横透法和头皮针法、腕踝针法,都用平刺法。

(二)针刺方向

针刺方向,是指进针时和进针后针尖所朝的方向,简称针向。针刺方向一般根据经脉循行方向,俞穴分布部位和所要求达到的组织结构等情况而定。有时为了使针感到达病所,也可将针尖对向病痛处。针刺方向虽与针刺角度相关,如头面部俞穴多用平刺,颈项、咽喉部俞穴多用横刺,胸部正中线俞穴多用平刺,侧胸部俞穴多用斜刺,腹部俞穴多用直刺,腰背部俞穴多用斜刺或直刺,四肢部俞穴一般多用直刺等。但进针角度主要以穴位所在部位的特点为准,而针刺方向则是根据不同病症治疗的需要而定。仅以颊车穴为例,若用作治疗颔病、颊痛、口噤不开等症时,针尖朝向颞部斜刺,使针感放射至整个颊部;当治疗面瘫、口眼歪斜时,针尖向口吻横刺;而治疗痄腮时,针尖向腮腺部斜刺;但治疗牙痛时则用直刺。

(三)针刺的深度

针刺深度,是指针身刺入俞穴皮肉的深浅。掌握针刺的深度,应以既要有针下气至感觉,又不伤及组织器官为原则。每个俞穴的针刺深度,在临床实际操作时,还必须结合患者的年龄、体质、病情、俞穴部位、经脉循行深浅、季节时令、医者针法经验和得气的需要等诸多因素作综合考虑,灵活掌握。正如《素问·刺要论》指出:"刺有浅深,各至其理,……深浅不得,反为大贼",强调针刺的深度必须适当。怎样正确掌握针刺深度,必须注意以下几个方面。

(1)年龄

《灵枢·逆顺肥瘦》说:"婴儿、瘦人,浅而疾之;壮士、肥人,深而留之;老年体弱,气血衰退;小儿娇嫩,稚阴稚阳,均不宜深刺。青壮之龄,血气方刚,可适当深之。"

(2)体度患者的体质、体形,有肥瘦、强弱之分

《素问·三部九候论》云:"必先度其形之肥瘦,以调其气之虚实。"张志聪亦说:"知形之肥瘦,则知用针之深浅。"可见,对形瘦体弱者,

宜相应浅刺；形盛体强者，可适当深刺。

（3）部位

凡头面和胸背部俞穴针刺宜浅，四肢和臀腹部俞穴针刺可适当深刺。

（4）经络

经络在人体的分布和属性是有深有浅，属阴属阳之不同。古代文献认为经脉较深，刺经可深，络脉较浅，刺络宜浅；阳经属表宜浅刺，阴经属里宜深刺。如《灵枢·阴阳清浊》所云："刺阴者，深而留之；刺阳者，浅而疾之。"大凡循行于肘臂、腿膝部位的经脉较深，故刺之宜深；循行于腕踝、指蹠部位的经脉较浅，故刺之应浅。

（5）病情

《灵枢·卫气失常》指出："夫病变化，浮沉深浅，不可胜穷，各在其处。病间者浅之，甚者深之，间者小之，甚者众之，随变而调气。"《灵枢·终始》亦说："脉实者，深刺之，以泄其气；脉虚者，浅刺之，使精气无泻出，以养其脉，独出其邪气。"说明针刺深浅必须根据病性病机辨证而施。

（6）手法

《医学入门》云："补则从卫取气，宜轻浅而针，从其卫气随之于后而济其虚也；泻则从荣弃置其气，宜重深而刺，取其荣气迎之于前而泻夺其实也。"《难经》指出："刺营无伤卫，刺卫无伤营。"均说明针刺手法中的深浅要心中有数，有的放矢。如当深反浅，则未及于营而反伤于卫；当浅反深，则诛伐太过而损及于荣。

（7）时令

人体与时令息息相关，针刺必须因时而异。《素问·诊要经终论》说："春夏秋冬，各有所制。"在针刺深度上既要根据病情，又要结合时令。《灵枢·本输》说："春取络脉诸荥大经分肉之间，甚者深取之，间者浅取之；夏取诸输孙络肌肉皮肤之上；秋取诸合，余如春法；冬取诸井诸输之分，欲深而留之。"一般认为春夏宜浅刺，秋冬宜深刺，这个规律是根据《难经》所说的"春夏者，阳气在上，人气亦在上，故当浅取之；秋冬者，阳气在下，人气亦在下，故当深取之"。如果不按时令规律，那么就要像《素问·四时刺逆从论》指出的"凡此四时刺者，大逆之病，不可不从也。反之，则生乱气相淫病焉"。

（8）针感

施针时针下酸麻胀重感应大、出现快的，以及精神紧张、惧怕针刺的患者，针刺应当浅些；感应迟钝或感应小的患者，针刺应当深些。正如《针灸大成》所说，"凡刺浅深，惊针则止"，意思是说针刺深浅从针感来讲，以得气为度。针刺的角度、方向和深度，这三者之间有着不可分割的关系。一般而言，深刺多用直刺，浅刺多用斜刺或平刺。对延髓部、眼区、胸腹、背腰部的俞穴，由于穴位所在处有重要脏腑、器官，更要掌握好针刺的角度、方向和深度，以防针刺意外的发生。

针刺的角度、方向、深度，是指毫针刺入皮下后的具体操作要求。在针刺操作过程中，掌握正确的针刺角度、方向和深度，是获得针感、施行补泻、发挥针刺效应、提高针治疗效、防止针刺意外发生的重要环节。取穴的正确性，不仅指其皮肤表面的位置，还必须与正确的针刺角度、方向和深度结合起来，才能发挥俞穴的治疗作用。因此，不能简单地将俞穴看作是一个小点，而应有一个立体的俞穴概念。临床上针刺同一个俞穴，如果角度，方向和深度不同，那么刺达的组织结构、产生的针刺感应和治疗的效果，都会有一定的差异。对于临床医生来说，针刺操作的熟练程度，是与其能否恰当地掌握好针刺的角度、方向和深度密切相关的。

（四）禁忌证

（1）患者在过度饥饿、暴饮暴食、醉酒后及精神过度紧张时，禁止针刺。对身体瘦弱，气虚血亏的患者，进行针刺时手法不宜过强，并应尽量选用卧位。

（2）妇女怀孕3个月者，不宜针刺小腹部的俞穴。孕妇的少腹部、腰骶部、会阴部及身体其他部位具有通气行血功效，针刺后会产生较强针感的穴位（如合谷、足三里、风池、环跳、三阴交、血海等），禁止针刺。月经期禁止针刺。妇女怀孕3个月以内者，下腹部禁针；怀孕3个月以上者，腹部及腰骶部不宜针刺。三阴交、合谷、昆仑、至阴等穴有通经活血作用，在怀孕期亦应予禁刺。如妇女行经时，若非为了调经，亦不应针刺。即使在平时，妇女也应慎用。对有习惯性流产史者，尤须慎重。

（3）患者严重的过敏性、感染性皮肤病者，以及患有出血性疾病者（如血小板减少性紫癜、血友病等），不宜针刺。

（4）小儿囟门未闭时头顶部禁止针刺。

（5）重要脏器所在处，如胁肋部、背部、肾区、肝区不宜直刺、深刺，肝、脾肿大、肺气肿患者更应注意。大血管走行处及皮下静脉部位的俞穴如需针刺时，则应避开血管，使针刺斜刺入穴位。

（6）对于儿童、破伤风、癫痫发作期、躁狂型精神分裂症发作期等患者，针刺时不宜留针。

（7）有皮肤感染溃疡、瘢痕或肿瘤的部位患者，不宜针刺。

（8）常有自发性出血或出血不止的患者，不宜针刺。

（五）注意事项

（1）患者在过于饥饿、疲劳及精神紧张时，不宜立即进行针刺治疗。对身体瘦弱、气血亏虚的患者，应取卧位。针刺手法不宜过重。

（2）在位于神经干或神经根部位的俞穴进行针刺时，如病人出现电击样放射感，应立即停针或退针少许，不宜再作大幅度反复捻转提插，以免损伤神经组织。

（3）针刺眼区和项部的风府、哑门等穴以及脊椎部的俞穴，要注意掌握一定的角度，更不宜大幅度的提插、捻转和长时间的留针，以免伤及重要组织器官，产生严重的不良后果。

（4）对尿潴留等患者在针刺小腹部俞穴时，也应掌握适当的针刺方向、角度、深度等，以免误伤膀胱等器官而出现意外的事故。

第三章 针法的基本操作方法

要了解针法的基本操作方法，不仅要了解行针的基本手法，如提插法、捻转法等，更要了解影响针灸治疗效果的因素，如辨证因素、穴位因素等。只有结合起来研究，才能尽量保证针灸疗法的进展顺利。

行针与得气

得气，古称"气至"，近称"针感"，是指毫针刺入俞穴一定深度后，施以提插或捻转等行针手法，使针刺部位获得"经气"感应，谓之得气。"得气"是针刺治疗过程中的感觉，包括两个方面：一是病人对进针后的针刺感觉，又称"针感"；施术者根据针感掌握刺激的手法操作，以达到有效的刺激程度。二是施术者手指对针刺入皮肤以后的感觉，又称"手感"，施术者根据手感去寻找、调整针感，使针感达到治疗疾病所需要的程度。《金针梅花诗钞》指出："夫气者，乃十二经之根本，生命之泉源。进针之后，必须细察针下是否已经得气。下针得气，方能行补泻、除疾病。"

（一）得气的意义

得气，是施行针刺产生治疗作用的关键，得气与否及气至的迟速，不仅关系到针刺的治疗效果，也是判定患者经气盛衰、病候预后、正确定穴、行针手法、针治效应的依据。因此，在临床上若刺之而不得气时，就要分析经气不至的原因。或因取穴定位不准确，或为针刺角度有误，深浅失度，对此就应重新调整俞穴的针刺部位、角度、深度。另外应运用催气、候气法。古今医家无不重视针刺得气，得气的意义如下：

（1）得气与否和疗效有关。《灵枢·九针十二原》说："刺之要，气至而有效。"针刺的根本作用在于通过针刺俞穴，激发经气，调整阴阳，补虚泻实，达到治病的目的。针刺气至，说明经气通畅，气血调和，并通过经脉、气血的通畅，调整"元神"（人体内在调整功能），使元神发挥主宰功能，则相应的脏腑器官、四肢百骸功能亦起到平衡协调，消除病痛。所以，针刺得气与否和针治疗效有其密切的关系。

（2）得气迟速与疗效有关。针下气至的速迟，虽然表现于俞穴局部或所属经络范围，但是能够观测机体的正气盛衰和病邪轻重，从而对判断病候好转或加重的趋向以及针治效果的快慢等有一个基本了解。《针灸大成》说："针若得气速，则病易痊而效亦速也；若气来迟，则病难愈而有不治之忧"。一般而论，针后得气迅速，多为正气充沛、经气旺盛的表现。正气足，机体反应敏捷，取效相应也快，疾病易愈。若针后经气迟迟不至者，多因正气虚损、经气衰弱的表现。正气虚，机体反应迟缓，收效则相对缓慢，疾病缠绵难愈。若经反复施用各种行针候气、催气手法后，经气仍不至者，多属正气衰竭，预后每多不良。临床常可见到，初诊时针刺得气较迟或不得气者，经过针灸等方法治疗后，逐渐出现得气较速或有气至现象，说明机体正气渐复，疾病向愈。

（3）得气，是施行补泻手法的基础和前提，《针灸大成》说："若针下气至，当察其邪正，分清虚实。"说明针下得气，尚有正气、邪气之分。如何分辨，则根据《灵枢·终始》所说"邪气来也紧而疾，谷气来也徐而和"的不同，辨别机体的气血、阴阳、正邪等盛衰情况，施以或补或泻的刺法。

（二）影响得气的因素

一般情况下，毫针刺中俞穴后，运用一定的行针手法即能得气。如不得气或气至不够理想时，就要分析原因，针对有关影响得气的因素，采取相应方法，促使得气。影响针刺得气的因素很多，主要有下述几个方面。

（1）与患者的关系。针刺得气与患者的精神状态、体质强弱和机体阴阳盛衰等情况密切相关。一般地说，新病、体形强壮、病症属实者，针后出现感应较快、较强；久病体衰、病症属虚者，针下出现感应较慢、较弱，甚至不得气；有些患者阳气偏盛、神气敏感，容易得气，并可出现循经感传。多数患者机体阴阳之气无明显偏颇者，气血润泽通畅、脏腑功能较好，故针刺时感应既不迟钝，亦不过于敏感，得气适时而平和。如属阴气偏盛的患者，多需经过一定的行针过程方有感应，或出针后针感仍然明显存在等，因人而异。

（2）与医者的关系。"中气穴，则针游于巷"（《灵枢·邪气脏腑病形》），如取穴不准，操作不熟练，未能正确掌握好针刺的角度、方向、深度和强度，或施术时患者的体位和行针手法选用不当等，都是影响针刺不能得气或得气较慢、较弱的因素。若医者在施术时精神不集中、注意力分散、不能"治神"，也会影响针刺得气。

（3）与环境的关系。环境对于机体无时无刻不在发生影响，就气候而言，在晴天、气候较温暖时，针刺容易得气；而阴天、气候较寒冷时，针刺得气较慢或不易得气。如《素问·八正神明论》所说："天温日明，则人血淖液而卫气浮，故血易泻，气易行。天寒日阴，则人血凝泣而卫气沉，……是以因天时调气血也。"环境的因素很多，除气候的阴晴、冷热外，还有空气、光线、湿度、海拔高度、电磁、音响、气味、卫生等，都会对针刺得气产生直接或间接的影响。

（三）促使得气的方法

针刺时，如不得气或得气较迟者，在分析其原因后，要采取相应措施，促使得气，以发挥针刺治疗的效果。具体方法如下。

（1）纠偏法：俞穴是脏腑、经络之气输注于体表的特定部位，刺中俞穴，才能得气。针刺不得气或得气不满意，可能是因为俞穴的体表定位不准确，或者虽然俞穴定位准确而针刺入俞穴内的角度、方向、深度和强度不恰当所致。所以，针刺时既要取穴准确，更要掌握好不同穴位的针刺角度、方向、深度和强度，以达到得气为准。如果俞穴的定位相差较大，应出针重新定准俞穴正确位置后，再行针刺。

（2）候气法：《针灸大成》说："用针之法，以候气为先。"当针下不得气时，需取留针候气的方法等待气至，此为静留针候气法。亦可采用间歇运针，施以提插、捻转等手法，以待气至，此为动留针候气法。留针候气，要有耐心，不可操之过急。

（3）益气法：对于少数机体虚弱、正气不足而致针刺不易得气的患者，可根据其具体情况，在其他已得气的俞穴（如足三里、气海、关元等具有强身保健的俞穴）上加强补的手法，或在未得气的俞穴上施以温针灸法、艾灸法以温经益气；或加服适当的补益药物，使机体正气渐复，经气充实，促使针刺得气。

得气及其表现

针下是否得气，可从临床两方面来分析判断。一是患者对针刺的感觉和反应，另一是医者对刺手指下的感觉。当针刺俞穴得气时，患者的针刺部位有酸胀、麻重等自觉反应，有时或出现热、凉、痒、痛、抽搐、蚁行等感觉，或呈现沿着一定的方向和部位传导和扩散现象。少数患者还会出现循经性肌肤动、震颤等反应，有的还可见到受刺俞穴部位循经性皮疹带或红、白线状现象。当患者有自觉反应的同时，医者的刺手亦能体会到针下沉紧、涩滞或针体颤动等反应。若针刺后未得气，患者则无任何特殊感觉或反应，医者刺手亦感到针下空松、虚滑。《灵枢·邪气脏腑病形》说："中气穴，则针游于巷。"就是对针下得气的描述。历代医家对针刺得气的临床表现也作了生动细致的形象描述，都说明了针刺得气的临床表现以及得气与未得气反应迥然不同的体会。

行针的基本手法

行针亦名运针，是指将针刺入俞穴后，为了使之得气，调节针感以及进行补泻而实施的各种针刺手法。

行针的基本手法，是针刺的基本动作，常用的有以下两种：

（1）提插法：针尖刺入俞穴的一定深度后，将针从深层提到浅层为提，再从浅层插向深层为插，如此反复上下提插，称为提插法。一般来说，提插幅度大而且频率快的，刺激量就大，提插幅度小而频率慢的，刺激量就小。针刺达到一定深度后，用右手中指指腹扶持针身，指端抵住俞穴表面，拇、食二指捏住针柄，将针由深至浅层，再由浅层插至深层，如此反复地上提下插。提插的幅度、频率及时间，应根据病人的体质、病情和俞穴的部位以及医者所要达到的目的而灵活掌握。

（2）捻转法：针尖刺入一定深度后，以右手拇指和中、食二指持住针柄，将针左右来回捻动，反复多次，这种行针手法，称为捻转法。捻转的幅度一般在180~360度左右，不可单向捻转，以免造成肌纤维缠住针身而产生疼痛和行针困难。至于捻转角度的大小，频率的快慢，操作时间的长短等，应根据病人的体质、病情和俞穴的特征以及医者所要达到的目的，灵活运用。

以上两种基本手法，既可单独应用，也可相互配合运用，在临床上必须根据病人的具体情况，灵活掌握，才能发挥其应有的作用。

行针的辅助手法

针刺操作时，为了取得较好的针感，除运用基本手法外，还有进行针刺时用以辅助行针的操作方法，包括循、刮、弹、摇、震颤等。

循法：是用手指顺着经脉的循行路线，在所刺俞穴的四周或沿经脉的循行部位，进行徐和的循按或循摄的方法。本法可激发经气的运行，用于催气。若针下过于沉紧时，用之可宣散气血，使针下徐和。

刮柄法：亦名划柄法。是将针刺入俞穴一定深度后，用拇指指腹抵住针尾，以食指或中指指甲由下而上的频频刮动针柄的方法。可加强针感和促使针感的传递，促使得气。

弹柄法：毫针刺入一定深度后，以手指轻轻叩弹针柄或针尾，使针身轻微震动，使经气速行，以加强针感。

摇柄法：毫针刺入一定深度后，手持针柄轻轻摇动针体。此法若直立针身而摇，多自深而浅的随摇随提，用以出针泻邪。若卧针斜刺或平刺而摇，一左一右，不进不退，如青龙摆尾，可使针感单向传导。

震颤法：毫针刺入一定深度后，以右手拇、食、中三指捏住针柄作小幅度、快频率的提插动作，使针身发生轻微震颤，以增强针感或起到增强祛邪、扶正的作用。

留针与出针

当毫针刺入俞穴,行针得气并施以或补或泻手法后,将针留置在穴内一定时间者称为留针,可增强和延长针刺效应。《素问·针解篇》:"刺实须其虚者,留针。"意即治疗实邪疾患,可用留针的方法。留针期间可施行各种手法操作,并可加用温针、电针等。

留针时间长短应视具体情况而定,一般在15分钟左右,长者可达几小时乃至数天,如耳针、皮内针等。毫针留针时应嘱患者不要随便改变体位,以防发生弯针等意外。

出针(引针、排针、拔针)就是在针刺完毕后,一手固定穴位,一手持针,用捻转或直接向上提针等手法将针拔出体外。

留针法

留针法属于针灸学的刺法范畴,是针刺施术过程中的一个重要环节,也是直接影响针刺疗效的重要因素之一。早在《灵枢·九针十二原》就载有:"毫针者,尖如蚊虻喙,静以徐往,微以久留之……"《医宗金鉴》又特设"留针歌",并加注解说:"留针者,凡出针至于天部,入针至于地部,须在皮肤肌肉间徐徐容留,令荣卫宣散,方可出针入针。"临床多用于对针感耐受性较差的慢性、虚弱性患者。此外,病情属虚或寒需行补法时,按"寒则留之"也用本法。

(一)操作方法

(1)静留针法:将针刺入俞穴后,不行针,让其安静、自然地留置穴内,静留以待气至。

(2)动留针法:将针刺入俞穴先行针待气至后,留置一定时间,或在留针中间再施以行针手法后复留针,叫动留针法。本法主要用于针后气不至者,可时动针,时留针,直至气至,气不至,无问其数,延长行针和留针时间,直到气至后出针。

(3)提留针法:将针由深部提至浅部,留置于皮下,过一定时间后出针,叫提留针法。

（二）临床应用

（1）留针以候气：进针后气不至，留针片刻，具有候气、待气而至的作用。候气时，可以安静等待，也可以间歇运针，施以各种催气手法，直到气至。

（2）留针以调气：进针得气后留针一定时间，有调气、行气作用，使过盛、不足的经气进行自我调节。气不至者留针可使气至，气已至者留针可使邪去，这种双向调节作用，往往在调气留针中可得到发挥。

（3）留针以逐邪扶正：留针有去除阳邪、阴邪，使谷气至而扶正逐邪的作用。

（4）留针可协助补泻：虚寒留针，可补虚进阳；实热留针，可清热泻实。

（三）注意事项

（1）留针要辨证而施：因病、因人、因季节根据俞穴特性确定留与不留，留长留短，留深留浅。以病而论，刺急脉宜深而留，刺缓脉宜浅而留少，刺涩脉宜随其逆顺而久留。以人而论，体质肥壮者，宜深而久留；消瘦者，宜浅而留短。以季节而论，春夏宜刺浅而留短，秋冬宜刺深而留长。留针时间，短则3~5分钟，长则1~2小时，如有需要可用皮内针等留针1~2天，关键是根据病情、针下是否得气和补泻需要来决定留针时间。

（2）婴幼儿肉脆好动，可一日针刺数次，不宜留针。瘦弱如皮包骨，气血两虚者，留针宜浅，时间宜短，久留易引起气脱。

（3）留针期间要时刻注意患者的面色和表情，防治晕针等意外发生。

出针法

出针法，又称拔针法。是针刺施术后，达到一定的治疗要求，将针拔出的操作方法。出针是整个针刺疗法过程的最后一个操作程序，标示针刺顺利结束。《灵枢·邪气藏府病形》载："刺缓者，浅内而疾发针，以去其热。刺大者，微泻其气，无出其血。刺滑者，疾发针而浅内之，以泻其阳气而去其热。"文中的"发针"就是出针。指出出针要根据病情，或疾出，或缓出，遵循一定法度而施行。《针灸大成》认为"凡持针欲出之时，待针下气缓不沉紧，使觉轻滑，用指捻针，如拔虎尾之状也"。《针灸大全》指出："出针贵缓，急则多伤。"

（一）操作方法

一般出针时，左手拇指用消毒干棉球或酒精棉球持针身底部，并压住穴位，右手捻针退出。退出后用棉球微用力按压片刻，可防止皮下出血，消除针后不适感。若出针后用手按扪针孔，施以"扪法"，则有补的作用；反之，出针时，摇大针孔，不加按压，施以"摇法"，则有泻的作用。浅刺穴者，可一次快速出针；深刺穴者，宜先提针及浅部，再缓慢出针。出针时要注意出针和进针的数量是否一致，防治漏针，避免意外伤害。

出针的要求是减少疼痛，防止出血，消除针后的不适和配合补泻。目前临床上常用出针法有以下几种。

（1）快速出针法：用左手持棉球按压俞穴旁，右手快速拔针而出。具有不疼痛、出针快的优点，适应于浅刺的俞穴。

（2）缓慢出针法：先用消毒的干棉球轻轻压住针刺部位，然后将针退至浅部，稍待片刻后缓慢退出。适应于深刺的俞穴，具有防止出血，减轻针刺引起的麻、胀、重、痛等不适感，不伤气血的优点。

（3）出针补泻法：补时宜慢出针，急扪闭针孔；泻时宜急出针，摇大针孔，不扪闭针孔。可参考开阖补泻法。

（二）注意事项

（1）针下沉紧或滞针时，用力猛拔，不可急于出针，以免引起疼痛、出血，甚至折针。应留针以候邪气退，真气至，或按柔经络俞穴周围，使气血宣散。然后可稍退针少许，摇动针柄，待针下气缓不沉紧，觉得轻滑后出针。

（2）出针不可猛用暴力，无论快速出针，还是缓慢出针，用力都要柔和、均匀，遇有阻碍，调正后再予出针。

晕针

　　晕针是针刺治疗中较常见的异常情况，是在针刺过程中病人发生的晕厥现象。这是可以避免的，医者应该注意防止。主要由于患者心理准备不足，对针刺过度紧张，或者患者在针刺前处于饥饿、劳累等虚弱状态，或患者取姿不舒适，术者针刺手法不熟练等。如患者在针刺或留针过程中突然出现头晕、恶心、心慌，面色苍白，出冷汗等表现，此时应立即停止针刺，起出全部留针，令患者平卧，闭目休息，并饮少量温开水，周围环境应避免嘈杂。若症状较重，则可针刺人中、内关、足三里、素髎等穴，促其恢复。经上述方法处理后如不见效并出现心跳无力，呼吸微弱，脉搏细弱，应采取相应急救措施。

　　为了防止晕针，如初次接受针刺治疗或精神过度紧张，身体虚弱者，应先做好解释工作，消除对针刺的顾虑，同时选择舒适持久的体位，最好采用卧位，选穴宜少，手法要轻。对于过度饥饿、体质过度虚弱者，应先饮少量水后再行针刺；对于刚从事重体力劳动者，应令其休息片刻后才针刺。若饥饿、疲劳、大渴时，应令进食、休息、饮水后再予针刺，医者在针刺治疗过程中，要精神专一，随时注意观察病人的神色，询问病人的感觉，一旦有不适等晕针先兆，可及早采取处理措施，防患于未然。

滞针

　　在行针时或留针后医者感觉针下涩滞，捻转、提插、出针均感困难而病人则感觉痛剧时，称为滞针。滞针使针体不易被提插、捻转，不易起针。滞针的主要原因是针刺手法不当或者患者精神过分紧张，使患者的针刺处发生肌肉强直性收缩，致肌纤维缠裹在针体上。出现滞针后，不要强行行针、起针。医生用手指在滞针部位轻轻叩打，使紧张的皮肤和肌肉缓解，或在滞针的针柄上施灸，或在滞针附近的穴位另刺一针，即可缓解滞针现象。如因单向捻动幅度过大，可将针向相反方向捻转，待针体松动后即可出针。

　　为了防止滞针，针刺前应向患者做好解释工作，不使患者在针刺时产生紧张，并在针刺前将针体擦净，不可使用针体不光滑、甚至有锈斑或者弯曲的毫针。针刺时一旦出现局部肌肉挛缩造成体位移动时，应注意术者手不能离开针柄，此时可用左手按摩针刺部位，缓慢使患者恢复原来体位，轻捻针体同时向外起针，不得留针。另外，在行针时应注意不要大幅度向单方向捻转针体，捻转针时应注意和提插手法结合，避免在行针时发生滞针。

弯针

针刺在穴位中的针体，于皮下或在皮外发生弯曲，称弯针。在皮外的弯针多是由于留针被其他物体压弯、扭弯。起针时应注意用手或镊子持住弯针曲角以下的针体，缓慢将针起出。发生在皮下的弯针，多在走针时被发现，是由于患者在留针或行针时变动了体位，或肌肉发生挛缩，致使针刺在关节腔内、骨缝中、两组反向收缩的肌群中的针体发生弯曲。另外是由于选穴不准确，手法过重、过猛，使针刺在骨组织上也会发生针尖弯曲或针尖弯成钩状。因针身弯曲在病人体内，可使风针柄改变了原来的刺入方向，捻转和出针均感到困难，病人感觉疼痛。起针时发现在皮下的弯针，若由病人移动体位所致，应先令患者将变动的肢体缓慢恢复到原来进针时姿态，并在针刺穴位旁适当按摩，同时用右手捏住针柄做试探性、小幅度捻转，找到针体弯曲的方向后，顺着针体弯曲的方向起针。若针尖部弯曲，应注意一边小幅度捻转，一边慢慢提针，同时按摩针刺部位，减少疼痛。切忌强行起针，以免钩撕肌肉纤维或发生断针。

为防止弯针，针刺前应先使患者有舒适的体位姿势，全身放松。针刺时手法要轻，指力均匀；刺后嘱病人不要变动体位。留针时，针柄上方不要覆盖过重的衣物，不要碰撞针柄。这样就可以有效地预防弯针。

断针

断针或称折针，是指针体部分或全部折断在针刺穴位内，常见原因是由于针根部锈蚀，在针刺时折断。如果自针根部折断时，部分针体仍暴露在皮肤外，可立即用手或镊子起出残针。另一个原因是因滞针、弯针处理不当或强行起针，造成部分针体断在皮下或肌肉组织中。此时应令患者肢体放松，不得移动体位。折针时，如果针身残端露于皮肤之外，应嘱病人不要变动体位，用镊子下压残针周围皮肤，使针体暴露，再用镊子夹出。如残针完全陷入皮肤，针尖到达对侧皮下，可揉按断端针孔，使针从另一端透出皮肤，随之拔出。若针体折断在较深的部位时，则需借助于X光定位，手术取针。

为了防止断针，应注意在针刺前仔细检查针具，对于针柄松动、针根部有锈斑、针体曾有硬性弯曲的针，应及时剔弃不用。折针最易发生在根部。如果针具的质量欠佳，或针体被腐蚀生锈，或针刺手法过重，病人因强刺激而肌肉突然收缩等，均可引起断针。针刺时，切忌用力过猛。留针期间患者不应随意变动体位，当发生滞针、弯针时，应及时正确处理。

血肿

血肿是指针刺部位出现的皮下出血而引起的肿痛，皮肤隆起，也称皮下血肿。出现皮下血肿时，应先持酒精棉球压按在针孔处的血肿上，轻揉片刻。如血肿不再增大，不需处理。若微量的皮下出血而局部小块青紫时，可以自行消退。如经上述按揉血肿继续增大，可加大按压并冷敷，然后加压包扎，48小时后局部改为热敷，消散瘀血。

为了防止血肿的发生，针刺前应仔细检查针具，针尖有钩的不能使用。针刺时一定要注意仔细察看皮下血管走行，避开血管再行针刺。出针时应立即用消毒干棉球揉按压迫针孔。

三棱针疗法

三棱针疗法是用特制的三棱形不锈钢针，刺破穴位或浅表血络，放出少量血液，以治疗疾病的一种方法。本疗法由古代砭石刺络法发展而来。传说最初使用砭石治病的是伏羲氏，晋皇甫谧《帝王世纪》中提到伏羲氏"尝百草而制九针"。《内经》所记载的九针中的"锋针"，就是近代三棱针的雏形，"络刺""赞针""豹文刺"等法都属于刺络放血法的范围。

目前临床应用三棱针疗法十分普遍。

现代对刺络的机理研究报道颇为丰富，如有学者认为针刺四缝穴，挤出少量血液放黄色液体，能使血清钙、磷上升，碱性磷酸酶活性降低，有助于小儿骨骼生长发育。又刺四缝可使肠胰蛋白酶、胰淀粉酶与胰脂肪酶增加，胆汁分泌量增加，而有助于食物的消化吸收。有人报道刺络通过微循环的变化能导致身体的应激反应，影响神经体液机能状态，达到抑制变态反应的目的。也有学者认为刺络疗法可以调整机体免疫功能。

本疗法简便、快速、安全有效，具有消炎、消肿、止痛、清热等作用，临床上有确切疗效。

（一）针具

三棱针用不锈钢制成，针长约6厘米，针柄较粗，呈圆柱形，针身呈三棱形，三面有刃，针尖锋利。针具使用前可用高压消毒，也可在75%的酒精内浸泡30分钟。

（二）刺法

根据病情及部位的需要，可选用下列各种刺法。

（1）点刺法：手持三棱针，对准所要放血的部位或络脉迅速刺入0.05~0.1寸左右，随后迅速退出，以出血为度。出针后不要按闭针孔，让血液流出，并可轻轻挤压穴位，以助排血。随后，以消毒干棉球压住针孔，按揉止血。

（2）挑刺法：用三棱针挑破治疗部位的小血管，挤出少量血液。

（3）丛刺法：用三棱针集中在一个较小的部位上点刺，使之微微出血。

（4）散刺法：用三棱针在病变局部的周围进行点刺，根据病变部位大小，可刺10~20针以上，针刺深浅须依据局部肌肉厚薄、血管深浅而定。由病变外围向中心环形点刺，达到祛瘀生新，疏通经络的目的。

（5）泻血法：以橡皮管结扎于针刺部位上端，令局部静脉充盈，左手拇指按压于被刺部位到此为下端，局部消毒后，右手持三棱针对准被刺部位的静脉，迅速刺入0.05~0.1寸左右深，即将针迅速退出，使血液流出，亦可轻按静脉上端，以助瘀血排出。

（三）强度与疗程

三棱针疗法强度与点刺的深浅、范围以及出血的多少有关。病情轻的、范围小的、体质差的患者，宜采用浅刺、少刺、微出血的轻刺激。反之，病情重的、范围大的、体质好的患者，应采用深刺、多刺、多出血的强刺激。

疗程也要看出血多少和病情轻重而定。一般浅刺微出血，可每日2次或1次；如深刺多出血，每周可放血2~3次，可每隔1~2周放血1次。

（四）作用

三棱针疗法对急、热、实、瘀、痛证有很好的功效。传统认为其治疗机理是通过改善局部气血运行，以达到清热解毒、消肿止痛、通经活络、行瘀导滞、平肝息风、安神定志、醒脑开窍的作用。

（1）开窍醒神。对于热陷心包、痰火扰心、痰迷心窍，以及暴怒伤肝、肝阳上亢等所致的口噤握固，神昏谵语，不省人事，便闭不通等实证者，用刺络放血可收到开窍启闭、醒神回苏的作用。临床常用于治疗昏迷、惊厥、癫狂及中暑等重危证者。

（2）泄热祛邪。刺络放血法具有良好的清热泻火，宣畅气机的作用，尤其适用于外感发热和各种阳盛发热。临床上常用于治疗某些急性传染病及感染性疾病。

（3）化瘀通络。刺络放血法具有疏通经络，宣畅气血，祛除瘀滞的作用。适用于气血郁结经络或血瘀局部诸症。临床用于治疗血瘀所致的血管神经性疼痛、中风后遗症，以及各种因损伤引起的肿胀、疼痛等病症。

（4）调气和营。刺络放血能调和营卫，适用于因气血悖行、营卫逆乱而致的眩晕、头痛、胸闷胁痛、腹痛泄泻、失眠多梦等病症。

（5）解毒急救。对于一氧化碳急性中毒、酒精中毒、感染性中毒，以及虫蛇咬伤、疮疖痈疽等有较好的解毒功效，使毒邪随血出而得泄。

（五）禁忌症

有高热、急性炎症及心力衰竭等症时，慎用头针治疗。

（六）注意事项

（1）有自发性出倾血向者,不宜使用本法。

（2）身体瘦弱、气血亏虚的患者,不宜采用本疗法。

皮肤针疗法

皮肤针疗法为丛针浅刺法,是以多支短针浅刺人体一定部位（穴位）的一种刺法。它是我国古代"半刺""浮刺""毛刺"等针法的发展。《灵枢·官针》:"半刺者,浅内而疾发针,无针伤肉,如拔毛状","浮刺者,傍入而浮之,以治肌急而寒者也","毛刺者,刺浮痹皮肤也"。皮肤针可以疏通经络、调和气血,促使机体恢复正常,从而达到防治疾病的目的。

（一）针具

皮肤针有梅花针和滚筒式皮肤针两种。梅花针临床较常用。

（1）梅花针。由针组束、针头、针柄三部分组成。针柄是手握的部分,由塑料、胶木等富有弹性的材料制成。长约28~30厘米。针头是嵌装针组束的部分。针组束由5~7枚不锈钢针嵌在针头上构成,针尖外露0.2厘米。

（2）滚筒式皮肤针。这种皮肤针外形呈滚筒样,由金属制成,筒上固定有若干排短针,针尖外露0.2厘米,有一个针柄。

（二）操作

（1）梅花针使用时,医者手握针柄后段,食指压在针柄中段,用手腕之力进行弹刺,使针尖垂直叩打在经常规消毒后的皮肤上,并立即提起,反复进行。叩打部位,可沿经络循行路线,也可选择有关俞穴,亦可在患者的脊柱两侧或患部叩打。叩刺分为三种:轻刺、重刺和中等刺法。轻刺用力较小,针尖接触皮肤的时间愈短愈好。重刺用力稍大,针尖接触皮肤的时间可稍长。不论轻刺、重刺都应注意运用腕部弹力,使针尖刺到皮肤后,由于反作用力而使针弹起,这样可减轻针刺部位的疼痛。中等度刺法,用力介于轻刺、重刺之间。

(2)滚筒式皮肤针使用时以拇、食指捏住针柄中段,其余三指握于针柄末端,在皮肤一定部位上推行、滚动。

(三)主治病症

(1)皮神经炎、神经性皮炎、药物性皮炎、荨麻疹、湿疹。

用梅花针法。病变部位平坦,范围较大者,可甩滚筒式皮肤针法,轻叩刺或重叩刺。取脊柱两侧阳性物处(指脊柱两侧结节、条索状等物,下同),患部或患部周围皮肤,配风池、大椎、曲池、血海、三阴交等穴。

(2)近视、远视、麦粒肿、急性结膜炎、共同性斜视、麻痹性斜视。

用梅花针法,轻叩刺。取脊柱两侧阳性物处(对麦粒肿者重叩刺肩胛区内小米粒大、高出皮肤、淡红色、压之不退色的丘疹),配大椎、风池、百会、太阳、攒竹、四白、内关、光明、心俞、肝俞、脾俞、肾俞等穴。

(3)神经性耳聋、过敏性鼻炎、急性扁桃体炎。

用梅花针法,轻叩刺。取脊柱两侧阳性物处,耳聋配翳风、听宫、风池、百会、外关、肝俞、胆俞;鼻炎配肺俞、风池、迎香;急性扁桃体炎配大椎、翳风、大小鱼际处、合谷。

(4)头痛。

用梅花针法,轻叩刺。取脊柱两侧阳性物处,外感头痛配大椎、风池、太阳、大鱼际、小鱼际处;内伤头痛配风池、太阳、内关、足三里;后头痛配风池、天柱、后顶;前头痛及额痛配前顶、上星、印堂、合谷;偏头痛配取率角、太阳、外关;头顶痛配百会、三阴交、至阴;全头痛配足三里、合谷。

(5)肋间神经痛。

用梅花针法。轻叩刺支沟及患部肋间隙,并可重叩刺脊柱两侧阳性物处。

(6)感冒、急性支气管炎。

用梅花针法。轻叩刺大椎、风门、肺俞、风池、外关、合谷等穴处,并可重叩刺脊柱两侧阳性物处。

(7)急性胃炎、胃神经官能症、膈肌痉挛。

用梅花针法。轻叩刺胃俞、膈俞、中脘、内关、足三里等穴处,并可重叩刺脊柱两侧阳性物处。

（四）注意事项

（1）注意检查针具，发现针尖有钩毛或缺损，针锋参差不齐者，须及时修理。

（2）针具及需针刺的局部皮肤均应消毒。重刺后局部皮肤须用酒精棉球消毒，并应注意保持针刺局部清洁，以防感染。

（3）对局部皮肤有创伤及溃疡者，不宜使用皮肤针疗法。

耳针疗法

耳针疗法，是以毫针、皮内针、艾灸、激光照射等器具，通过对耳廓穴位的刺激以防治疾病的一种方法。

（一）耳廓与耳穴

耳廓是外耳的组成部分，位于下颌窝和颞骨、乳突之间，呈垂直方向生长。耳的前外面凹陷，后内面隆凸。主要结构有：

（1）耳轮：是耳廓外缘向前卷曲的部分。

（2）耳轮结节：是耳轮后上方的不太明显的小结节。是动物耳尖的遗迹，又称达尔文结节。有的人明显，有的人不太明显。

（3）耳轮尾：在耳轮末端，与耳垂交界处。

（4）耳轮脚：指耳轮深入耳腔的横形突起。

（5）耳轮棘：在耳轮与耳轮脚的交界处，因该处有软骨突起如棘状，故名。

（6）对耳轮：与耳轮相对，上部有分叉的隆起部分。上面的分叉称对耳轮上脚，下面的分叉称对耳轮下脚。

（7）三角窝：指对耳轮上下脚之间构成的三角形凹窝。

（8）耳舟：是耳轮与对耳轮之间的凹沟。

（9）耳屏：是耳廓前面的瓣状突起，又称耳珠，在外耳道开口的前缘。

（10）对耳屏：耳垂上部与耳屏相对的瓣状突起。

(11) 屏间切迹：耳屏与对耳屏之间的凹陷。

(12) 屏上切迹：耳屏上缘与耳轮脚之间的凹陷。

(13) 屏轮切迹：耳屏与对耳轮之间的凹陷。

(14) 耳垂：耳廓最下部无软骨的皮垂。

(15) 耳甲腔：耳轮脚以下的耳甲部。

(16) 耳甲：由对耳屏、弧形对耳轮体部与对耳轮下脚围成的凹窝，几乎占耳廓的大部分。

(17) 耳甲艇：耳轮脚以上的耳甲部。

(18) 外耳：外耳道的开口。是在耳甲腔内，被屏遮盖着的空窍。

(19) 上耳根：指耳廓上缘与耳根附着处。

(20) 下耳根：指耳廓下缘与耳根附着处。

（二）耳穴的分布

耳穴在耳廓上的分布有一定的规律，一般与头脑、面部相应的耳穴多分布在耳垂和对耳屏；与上肢相应的耳穴多分布在耳舟；与躯体和下肢相应的耳穴多分布在对耳轮体部和对耳轮上下脚；与腹腔脏器相应的耳穴多分布在耳甲艇；与胸腔脏器相应的耳穴多分布在耳甲腔；与消化道相应的耳穴多分布在耳轮脚周围；与耳鼻咽喉相应的耳穴多分布在耳屏四周。由此看来，耳朵犹如一个倒置的胎儿，这为耳针疗法的临床应用提出了完整的理论依据。

（三）操作方法

(1) 耳穴辅助诊断方法

人体有病时，往往会在耳郭上的一定部位出现各种阳性反应，如相关部位的耳穴电阻值下降、痛阈值降低、皮肤色泽、形态改变等。耳郭上耳穴部位的阳性反应，既是辅助诊断的依据，也是治疗疾病的刺激点，因而探查阳性反应点是正确使用耳穴诊治的重要操作内容。耳穴探查方法很多，常用的有：

肉眼观察法：用肉眼或放大镜在自然光线下，观察耳廓上变形、变色，如鳞屑、水泡、丘疹、硬结、软骨增生、色素沉着，以及血管的形状、颜色变异等。

压痛点探查法：用弹簧探针或毫针柄，以均匀的压力，在耳廓与疾病相应的部位，由中央向周围自上而下、自外而内的探压，最痛的敏感点就是要找的穴位。

电测定法：采用目前常用的测定皮肤电阻的"良导点测定仪"或用耳穴电子探测仪器，测定耳穴的电阻，电阻低的耳穴可通过指示灯、音响、仪表反映出来，即是要找的穴位，临床应用时应互相参照，有机结合，才能全面了解阳性反应点的位置与变化，摒除假阳性，为耳针诊治提供依据。

（2）处方选穴原则

耳针法临床常用的处方选穴原则主要有：按部处方选穴法，即根据病人患病部位，选取相应耳穴，如胃病取胃穴、目病取眼穴，肩痹取肩关节穴等；辨证处方选穴法，根据藏象、经络学说选取相应耳穴，如骨痹、耳聋耳鸣、脱发等取肾穴，因肾主骨，开窍于耳，其华在发，故取肾穴主之；又如偏头痛，属足少阳胆经的循行部位，可取胆穴治之。

此外还有根据现代医学理论取穴法，如月经不调取内分泌穴，消化道溃疡取皮质下、交感穴等。根据临床实践经验取穴法，如神门穴有较明显的止痛、镇静作用，耳尖穴对外感发热、血压偏高等有较好的退热、降压效果等。上述耳针处方选穴原则，既可单独使用，亦可配合互用。选穴时要掌握耳穴的共性和特性，用穴要少而精。

（3）操作程序

首先要定准耳穴。根据处方所列耳穴，在穴区内探寻阳性反应点，作好标记，为施治的刺激点。要严格消毒，耳郭组织结构特殊，使用耳针法时，必须实施两次消毒法，即除了针具与医者手指消毒外，耳穴皮肤应先用2%碘酊消毒，再用75%乙醇消毒并脱碘；其次要正确选用刺激方法。耳穴的刺激方法较多，应根据患者、病情、穴位、时令等具体情况灵活选用。

（四）适应范围

耳针在临床治疗的疾病很广，不仅用于治疗许多功能性疾病，而且对一部分器质性疾病，也有一定疗效。其适应证举例如下：

（1）各种疼痛性疾病。如对头痛、偏头痛、三叉神经痛、肋间神经痛、带状疱疹、坐骨神经痛等神经性疼痛；扭伤、挫伤、落枕等外伤性疼痛；五官、颅脑、胸腹、四肢各种外科手术后所产生的伤口痛；麻醉后的头痛、腰痛等手术后遗痛，均有较好的止痛作用。

（2）各种炎症性病症。如对急性结合膜炎、中耳炎、牙周炎、咽喉炎、扁桃体炎、腮腺炎、气管炎、肠炎、盆腔炎、风湿性关节炎、面神经炎、末梢神经炎等，有一定的消炎止痛功效。

（3）一些功能紊乱性病症。如对眩晕症、心律不齐、高血压、多汗症、肠功能紊乱、月经不调、遗尿、神经衰弱、癔症等，具有良性调整作用，促进病症的缓解和痊愈。

（4）过敏与变态反应性病症。如对过敏性鼻炎、哮喘、过敏性结肠炎、荨麻疹等，能消炎、脱敏、改善免疫功能。

（5）内分泌代谢性病症。如对单纯性甲状腺肿、甲状腺功能亢进、经绝期综合征等，有改善症状、减少药量等辅助治疗作用。

（6）一部分传染病症。如对菌痢、疟疾、青年扁平疣等，有恢复和增强机体的免疫防御功能，加速疾病的治愈。

（7）各种慢性病症。如对腰腿痛、肩周炎、消化不良、肢体麻木等，有改善症状、减轻痛苦的作用。

耳针除上述病症外，还可用于针刺麻醉中（耳针麻醉），也可用于妇产科方面，如催产、催乳等。也能用于预防感冒、晕车、晕船，以及预防和处理输血、输液反应。还可用于戒烟、减肥，国外还用于戒毒等。

（五）注意事项

（1）严格消毒，防止感染。耳郭暴露在外，结构特殊，血液循环较差，容易感染，且感染后易波及软骨，严重者可致软骨坏死、萎缩而导致耳郭畸变，故应重视预防。一旦感染，应立即采取相应措施，如局部红肿疼痛较轻，可涂2.5%碘酒，每日2~3次；重者局部涂擦四黄膏或消炎抗菌类的软膏，并口服抗生素。如局部化脓，恶寒发热，白细胞增高，发生软骨膜炎，当选用相应抗生素注射，并用0.1%~0.2%的庆大霉素冲洗患处，也可配合内服清热解毒剂，外敷中草药及外用艾条灸之。

（2）耳郭上有湿疹、溃疡、冻疮破溃等，不宜用耳穴治疗。

（3）有习惯性流产的孕妇禁用耳针治疗；妇女怀孕期间也应慎用，尤其不宜用子宫、卵巢、内分泌、肾等穴。

（4）对年老体弱者、有严重器质性疾病者、高血压病者、严重贫血者，治疗前应适当休息，治疗时手法要轻柔，刺激量不宜过大，以防意外。

（5）耳针法亦可能发生晕针，应注意预防并及时处理。

（6）对肢体活动障碍及扭伤的患者，在耳针留针期间，应配合适量的肢体活动和功能锻炼，有助于提高疗效。

第四章　了解灸法的原理与方法

灸法是什么？灸法的作用是什么？灸法又有着哪些注意事项呢？这些问题都是在学习针灸的过程中一定会遇到的。只有弄清楚这些问题，才能对针灸有更加深入的了解。

什么是灸法

灸法，是指应用高温（主要是艾药或其他物质燃烧后产生的温热）或低温，或者以某些材料（对皮肤有刺激作用的药物或其他物质）直接接触皮肤表面后产生的刺激，作用于人体的穴位或特定部位，从而达到预防或治疗疾病的一种疗法。是针灸医学的主要组成部分，也是我国重要的传统非药物疗法之一。

灸法治病在中国有悠久的历史，《说文解字》："灸，灼也，从火，久声。"《灵枢·官能》："针所不为，灸之所宜。"灸法具有温阳起陷，行气活血的作用，多用于阳气衰弱，沉寒痼冷等疾患。

最初古人使用灸法治病多采用直接灸，且艾炷较大，壮数（艾炷的计数单位）较多，如《太平圣惠方》指出："灸炷虽然数足，得疮发脓坏，所患即差；如不得疮发脓坏，其疾不愈。"《医宗金鉴·刺灸心法要诀》也说："凡灸诸病，火必足气到，始能求愈。"同时古人非常推崇应用化脓灸进行身体保健和预防疾病。现代灸法则有了长足发展，为了减轻患者接受灸疗的痛苦，多采用小艾炷少壮灸，并衍化出多种灸法，如艾条灸、药条灸（包括太乙神针灸、雷火神针灸等）、温灸器灸、温针灸、天灸、灯火灸等。根据病情不同，还常采用间接灸法，所隔物品多为姜片、蒜片、食盐、豆豉饼、附子饼等。灸法已为人类的医疗保健事业做出了较大的贡献。

灸法的作用

（一）灸法的作用

灸疗法和针刺法一样都通过刺激俞穴或特定部位激发经络、神经、体液的功能，调整机体各组织、系统的失衡状态，从而达到防病治病的目的。但是，和针刺法不同，灸疗法又有着自己较为独特的作用特点。灸疗法是通过温热、寒冷及其他非机械刺激的作用，来进行扶正劫邪，平衡阴阳，防治疾病，康复保健。尤其是灸法的防病保健作用在古代就得以十分重视。《备急千金要方》提到以灸疗预防"瘴疠温疟毒气"。《扁鹊心法》指出："人于无病时，常灸关元、气海、命门、中脘，虽未得长生，亦可保百余年寿矣。"

总结古往今来的实践经验，灸法主要表现为以下几个方面作用。

（1）温经散寒

人体的正常生命活动有赖于气血的作用，气行则血行，气止则血止，血气在经脉中流行，完全是由于"气"的推送。寒则气收，热则气疾，气温则血滑，气寒则血涩。所以朱丹溪说："血见热则行，见寒则凝"，也就是气血的运行有遇温则散，遇寒则凝的特点。

灸法正是应用其温热刺激，起到温经通痹的作用。《灵枢·刺节真邪》篇中说："脉中之血，凝而留止，弗之火调，弗能取之。"《灵枢·禁服》亦云："陷下者，脉血结于中，血寒，故宜灸之。"通过热灸对经络穴位的温热性刺激，可以温经散寒，加强机体气血运行，达到临床治疗目的。所以灸法可用于血寒运行不畅，留滞凝涩引起的痹证、腹泻等疾病，效果甚为显著。

（2）行气通络

经络分布于人体各部，内联脏腑，外布体表肌肉、骨骼等组织。正常的机体，气血在经络中周流不息，循序运行，如果由于风、寒、暑、湿、燥、火等外因的侵袭，人体或局部气血凝滞，经络受阻，即可出现肿胀疼痛等症状和一系列功能障碍，此时，灸治一定的穴位，可以起到调和气血，疏通经络，平衡机能的作用，临床上可用于疮疡疖肿、冻伤、瘰闭、不孕症、扭挫伤等，尤以外科、伤科应用较多。

（3）扶阳固脱

人生赖阳气为根本，阳气衰微则阴气独盛，阳气不通于手足，则手足逆冷。凡大病危疾，阳气衰微，阴阳离决等症，用大炷重灸，能祛除阴寒，回阳救脱。正如《素问·厥论》所云："阳气衰于下，则为寒厥。"此为其他穴位刺激疗法所达不到的效果。

由于艾叶有纯阳的性质，再加上火本属阳，两阳相得，往往可以起到扶阳固脱，回阳救逆，挽救垂危之疾的作用，在临床上常用于中风脱症、急性腹痛吐泻、痢疾等急症的急救。宋代《针灸资生经》中提到："凡溺死，一宿尚可救，解死人衣，灸脐中即活。"《伤寒论》指出："少阴病吐利，手足逆冷……脉不至者，灸少阴七壮，""下利，手足厥冷，烦躁，灸厥阴，无脉者，灸之"。说明凡出现呕吐、下利、手足厥冷、脉弱等阳气虚脱的重危患者，可用大艾炷重灸关元、神阙等穴。

（4）升阳举陷

阳气虚弱可致上虚下实，气虚下陷，出现脱肛、阴挺、久泄久痢、崩漏、滑胎等，《灵枢·经脉》篇云："陷下则灸之"，故气虚下陷，脏器下垂之症多用灸疗。李东垣认为"陷下者，皮毛不任风寒"，"天地间无他，唯阴阳二者而已，阳在外在上，阴在内在下，今言下陷者，阳气陷入阴气之中，是阴反居其上而复其阳，脉证俱见在外者，则灸之"。因此，灸疗不仅可以起到益气温阳，升阳举陷，安胎固经等作用，对卫阳不固、腠理疏松者，亦有效果，可使机体功能恢复正常。如脱肛、阴挺、久泄等病，可用灸百会穴来提升阳气，以"推而上之"，又如《类经图翼》云："洞泄寒中脱肛者，灸水分百壮。"总之，这也是灸法的独特作用之一。

（5）拔毒泄热

灸法能以热引热，使热外出。灸能散寒，又能清热，表明对机体原来的功能状态起双向调节作用。特别是随着灸增多和临床范围的扩大，这一作用日益为人们所认识。

在古代文献中有"热可用灸"的记载，灸法治疗痈疽，就首见于《黄帝内经》，历代医籍均将灸法作为本病症的一个重要治法。唐代《备急千金要方》进一步指出灸法对脏腑实热有宣泄的作用，该书很多处还对热毒蕴结所致的痈疽及阴虚内热证的灸治作了论述，如载："小肠热满，灸阴都，随年壮"，又如"肠痈屈两肘，正灸肘尖锐骨各百壮，则下脓血，即差"。"消渴，口干不可忍者，灸小肠俞百壮，横三间寸灸之"。金元医家朱丹溪认为热证用灸乃"从治"之意；《医学入门》则阐明热症用灸的机理："热者灸之，引郁热之气外发，火就燥之义也。"《医宗金鉴·痈疽灸法篇》指出："痈疽初起七日内，开结拔毒灸最宜，不痛灸至痛方止，疮痛灸至不痛时。"

历代有不少医家提出热证禁灸的问题，如《圣济总录》指出："若夫阳病灸之，则为大逆"；近代不少针灸教材亦把热证定为禁灸之列，但古今医家对此有不同见解。

（6）防病保健

早在《黄帝内经》就提到"犬所啮之处灸三壮，即以犬伤法灸之"，以预防狂犬病。《备急千金要方》有"凡宦游吴蜀，体上常须三两处灸之，勿令疮暂瘥，则瘴疠温疟毒气不能着人"。这说明艾灸能预防传染病。《针灸大成》提到灸足三里可以预防中风。民间俗话亦说"若要身体安，三里常不干""三里灸不绝，一切灾病息"。因为灸疗可温阳补虚，所以灸足三里、中脘，可使胃气常盛，而胃为水谷之海，荣卫之所出，五脏六腑，皆受其气，胃气常盛，则气血充盈；命门为人体真火之所在，为人之根本；关元、气海为藏精蓄血之所，艾灸上穴可使人胃气盛，阳气足，精血充，从而加强了身体抵抗力，病邪难犯，达到防病保健之功。

我国古代医家认识到预防疾病的重要性，于是提出了"防病于未然""治未病"的学术思想，现代，除了治疗作用外，灸疗的防病保健作用已成为重要保健方法之一。

（二）灸法的作用机理

为了探讨艾灸的作用机理，近年来一些学者从不同角度进行了实验研究，取得了一些进展。艾灸对血液循环、机体免疫、神经、内分泌、呼吸、消化、生殖等系统都有一定的促进和调整作用，证明灸法的作用是通过多方面的综合因素来实现的，这为艾灸的临床应用提供了可靠的理论依据，但在其深度和广度上还有待进一步探讨和研究。

施灸的操作要求

准确的应用灸法，需要运用恰当的施灸方法、有效的控制灸量和灸感。

（一）恰当选择施灸方法

迄今为止，国内外临床上应用的灸法种类，超过百种，面对十分繁多的灸治方法，在实际操作应用时，必须针对不同情况，选用最佳的灸法。

首先应因人而异。如老人、小儿尽量少用或不用直接艾炷灸。糖尿患者则禁用着肤灸，因易出现严重的化脓感染，伤口不易愈合。不同的人体部位也应有所不同，如面部，宜用艾条悬起灸或艾炷间接灸，而不能用直接灸等。

其次须因病而宜。大量临床经验表明，采用直接灸（化脓灸）的方法，防治慢性支气管炎和哮喘有良好的效果；又如用灯火灸或火柴灸治疗流行性腮腺炎，已在大陆普遍应用；又如麻线灸治女阴白斑，铺灸治类风湿性脊柱炎等等。随着灸治方法的发展而出现的这种专病专法化的趋向，在选用灸疗时也要充分考虑到此点。总之，一定要因人因病，选择合适的灸疗。

（二）严格掌握施灸剂量

灸量是指灸疗对机体刺激的规模、程度、速度和水平等。它是灸治所致的刺激强度和刺激时间的乘积，取决于施灸的方式，灸炷的大小、壮数的多少，施灸时或施灸后刺激效应的时间等因素。因此我们可以得出结论：艾灸剂量由艾灸强度、艾灸面积、艾灸时间三个因素决定，在前两个因素基本不变的情况下，艾灸剂量主要由艾灸时间所决定。

掌握最佳灸量，有助于提高疗效，防止不良反应。按古今医家的经验，大致上包括以下几方面：

（1）由天时、地理定灸量

如治疗寒证时，冬日灸量宜大，方能祛寒通痹，助阳回厥。另如北方风寒凛冽，灸量宜大；南方气候温暖，灸量宜小。

（2）由年龄、体质、性别定灸量

不同的年龄、体质和性别，其阴阳气血的盛衰及对灸的耐受性不同。

男女生理、病理存在差异，不同种族存在差异，相同灸量对不同机体的影响也不同。古有以年龄定灸量，称随年壮，即随年龄由小至大而递增壮数，以壮年为限度。

（3）由病情、病性定灸量

老年或体弱之保健灸，灸量宜小，但须坚持日久。病在浅表、灸量可小；在内则灸量宜大。痈疽阴疮等，病深痼疾，故灸量亦须大。如《备急千金要方》所言："凡言壮数者，若丁壮遇病根深笃，可倍多于方数。"另如灸治急症、多数医家主张壮数宜多，如在众多著述中，灸"五十壮""百壮""二三百壮""五百壮""七八百壮"等描述随处可见。《扁鹊心书》言："大病宜灸脐下五百壮。"《西方子明堂灸经》指出脐中穴"主泄利不止……灸百壮"等。但也有医家持不同意见，如《千金要方》认为施灸壮数应以身体部位来定，"苦卒暴百病，……灸头面四肢宜多，灸腹背宜少，其多不过五十，其少不减三五七九壮"。《类经图翼》则认为应以却病为度，"故灸者必令火气直达毒处，不可拘定壮数"。

（4）由所取部位定灸量

所取穴位皮肉浅薄者宜以小灸量，皮肉厚实者宜以大灸量。如《备急千金要方》云："头面目咽，灸之最欲生少；手臂四肢，灸之则须小熟，亦不宜多；胸背腹灸之尤宜大熟，其腰脊欲须生少。"实验也发现，肌肉浅薄之处的大椎、至阴穴，少灸则效果佳，多灸之后效果反差。

（5）由灸炷大小定灸量

《备急千金要方》云："灸不三分，是谓徒冤，炷务大也。"要求艾炷底部范围不小于3分。此间接灸而言，若直接灸则不然，艾炷可小至粟粒大。在施灸时，通过选择适当大小之艾炷以控制灸量。

（6）由患者感觉定灸量

患者感觉分二类，一为施灸后的灼热感。根据不同病情，有的仅要求局部温热感，有的则要求有烫灼感，可按患者口述而加控制。另一类为灸的传导感觉，如隔蒜灸中的铺灸治疗虚劳顽痹，须灸至患者自觉口鼻中有蒜味时停灸。这也是一种控制灸量的依据。

（7）由施灸次数定灸量

将规定的壮数，一次灸完为顿灸，分次灸完称报灸。《神灸经纶》云："若并灸之，恐骨气血难堪，必分日灸之或隔日灸之。"因此可见古人对体质差者及头四肢等肌肉浅薄处，通过报灸的方式控制灸量，以防止不良反应，取得预期效果。

当然，上列各条的具体施灸量应综合考虑。不过从古代记载来看，创伤灸疗效果较佳。但对现代人来说，灼伤皮肤的灸疗往往难以接受，为增强刺激量，可采用连续多次短时间的强刺激以达到时间整合后的一次极强刺激，从而实现和创伤灸疗类似的治疗效果。

施灸的注意事项与禁忌

（一）注意事项

灸疗虽然方法简便，但在临床应用时，尚需注意以下各点，以保证其安全有效。

（1）施灸前根据患者的体质和病情，选用合适的灸疗之法，并取得患者的合作。

（2）施灸前根据病情，选准穴位，令患者充分暴露施灸的部位，同时要注意采取舒适且能长时间维持的体位。

（3）腰背、腹部施灸，壮数可多；胸部四肢施灸壮数宜少；头颈部更少。青壮年施灸壮数可多，时间宜长；老人、小儿施灸壮数应少，时间宜短，孕妇的腹部和腰骶部不宜施灸。

（4）颜面部，心区，大血管部和肌腱处不可用瘢痕灸，禁灸或慎灸穴位应慎用。

（5）对于昏迷、局部知觉迟钝、知觉消失的患者或者老人、小儿患者，注意勿灸过量，用中指和食指置于施灸部位两侧，以感知施灸部位的温度，避免过分灼伤，引起不良后果。

（6）施艾灸时，要注意防止艾火脱落灼伤患者或烧坏患者衣服和诊室被褥等物。

（7）非化脓灸时，灸灼过度如局部出现水泡，如水泡不大，可用龙胆紫药水擦涂，并嘱患者不要抓破，一般数日后即可吸收自愈。如水泡过大，宜用消毒针具，引出水泡内液，外用消毒敷料保护，也可在数日内痊愈。

（8）凡化脓灸后在化脓期或灸后起泡破溃期，均应忌酒、鱼腥及刺激性食物，因为这些食物能助湿化热、生痰助风，并可刺激皮肤不良反应，从而使创面不易收敛或愈合。如果灸疮出现感染，要及时使用消炎药。

（9）艾炷或艾条灸治疗结束后，必须将燃着的艾绒熄灭，以防复燃事故发生。

（二）灸法禁忌

灸法适应范围广泛，但和其他的穴位刺激疗法一样也有其禁忌。大致包括以下几方面。

（1）禁灸部位。古代文献中有不少关于禁灸穴位的记载，从临床实践看，其中多数穴位没有禁灸的必要。而部分在头面部或重要脏器、大血管附近的穴位，则应尽量避免施灸或选择适宜的灸疗，特别不宜用艾炷直接灸。另外，孕妇少腹部亦禁灸。

（2）禁忌病症。凡高热、大量吐血、中风闭证及肝阳头痛等症或某些传染病，一般不适宜用灸疗。

（3）其他禁忌。对于极度疲劳、过饱、过饥、醉酒、大渴、大惊、大恐、大怒者，慎用灸疗。另外，近年来还发现少数患者对艾叶发生过敏，此类患者可采用非艾灸疗或其他穴位刺激法。

（4）无自制能力的人，比如精神病患者应禁灸。

施灸过量，时间过长，局部出现水泡，只要不擦破，可任其自然吸收，如水泡较大，可用消毒毫针刺破水泡，放出水液、再涂以龙胆紫。瘢痕灸者，在灸疮化脓期间，1个月内慎做重体力劳动，疮面局部勿用手搔，以保护痂皮，可用无菌纱布覆盖灸疮部位并保持清洁，防止感染。

医患双方都应该知道，在治疗期间每出现一种排病反应，体内就会减少一种病邪。治疗过程中出现的各种反应，首先要弄清楚这些反应是何因引起的，如果没有外界诱因诱发，纯属在治疗过程中出现的反应，则可以认定此反应属于排病反应。对治疗过程中所出现的排病反应，应采取忍耐和任其自然的态度。最好不用药物控制，以免降低治疗效果或出现不良反应，不到万不得已不要用消炎止痛药或激素类药物。如有的病人实在痛苦难忍，或发高烧持续三天以上还不退，可用刺血，拔罐，刮痧，做温灸盒等方式来缓解。这些方法都是在给病邪以出路，是因势利导之法。而乱用清热消炎药、激素药等会使病邪内敛，导致病程变长，迁延不愈。如果患者出现剧烈腹泻，高热大汗时则应多喝糖盐水。如病人出现失眠反应，应采取忍耐的态度。病人不必有意强迫自己非睡不可，更不能吃安眠药强迫自己入睡，当渡过反应期之后，睡眠会自然恢复正常，神经系统功能也会得到进一步的提高。总之，对于排病反应，应持平静态度和乐观的心情，顺其自然，以迎接疾病去根之日的来临。

灸后气血宣通，必须避风寒，节饮食，慎起居，平心静气调养以养正祛邪。包括：

（1）心性调养

心性调养分三个方面：静心，反思与自励。

最好的心情是平静，心静哪怕是很短的时间，都会产生无比的反应。静可以给我们无比巨大的力量，令我们身心合一，它联通了自然之力，这种力量无坚不摧，无疾不除，它不损耗我们的身体的力量，还发掘我们固有的源源不断的潜能。患者应放弃短期目标，努力做到"忘掉疾病，忘掉烦恼，忘掉环境，忘掉自我"，按照无欲无求的要求去做，这样心态就平静了。

心性调养我们可以记住六君子汤——君子量大，小人气大；君子助人，小人伤人；君子不争，小人不让；君子和气，小人斗气；君子凭忠信，小人徒心机；君子不易得病，得病也易治好，小人岂能不病，病后更难治疗。每个病人体内都有一位很高明的医生，之所以仍找医生看病，是因为不知道这个事实。最佳的治病方法，莫过于调动体内医生的力量来化解疾病，如果给每位病人体内的医生提供机会，那么，我们的健康就会保持在最佳状态。扫除内心中的恐惧，忧郁，焦虑，不断地鼓励自己，坚信自己一定会好起来，这样就为体内医生的工作清理了最大的心理障碍。

（2）睡眠起居调养

重灸对机体来说是一个很大的刺激，消耗大量元气去疏通全身经络。因此，就必须减少能量损失并且要加强休养生息。

第一，灸后禁绝性生活，半年到一年；

第二，尽量放下一切劳作经营；

第三，每天上网、打游戏、看电视等娱乐的时间不得超过一小时；

第四，每天睡眠时间应在十至十二小时之间，因为充足高质量的睡眠是恢复生命活力的最佳途径。

（3）饮食调养

灸后禁食一切生冷不易消化的食物。灸后多数病人胃口大开，这时，患者及家属都希望多吃一些饭，多吃些高营养的动物蛋白，这是人之常情。但实际这正是犯了灸后的大忌。尤其是肿瘤病人或有肿瘤倾向的各种慢性炎症的病人，一定要坚持清淡素食半年到一年，每餐以六七成饱为度，也可以少吃多餐。病愈后也要以素食为主，必须要有节制，以防复发。

对于高血压、糖尿病等疑难病中体质属于痰湿壅盛者，灸后不仅要严格忌口，而且在灸疮完全发开（黑痂脱落）后，配合断食疗法效果更好。一般断食疗法分三个阶段，第一阶段是减食期，大约三天。第二阶段是正式断食，只能喝水，普通是五天到十天。结束断食的信号是，舌苔消退，难闻的体味消失，强烈的食欲恢复。第三阶段是增食期，大约三至五天，因为肠胃的消化力尚未恢复，宜先喝米汤，渐由米汤到稀饭，增至日常饮食为止。断食必须在医生指导下进行。断食结束一个月内禁止性生活。断食时新陈代谢变化剧烈，则可直接刺激自身溶解过程的进行。也就是说，断食疗法是不使用刀子的内脏手术，且比外科医生做得更自然，更精细，更有效，丝毫无损于健康而可除去百病。断食期间如有宿便（暗褐色或蓝黑色的黏液）排出，是病根拔除之佳兆。不明内情的人，以为断食会有生命的危险，但一旦亲身体验，就会知道，不但毫无痛苦，身心反而会有意外的收获。

（4）运动调养

运动几乎可以代替任何药物的作用，任何药物也代替不了运动。灸后运动以散步、打拳、静坐、练六字诀等为主。散步每天五至十公里。打太极拳每天一至两个小时，静坐每天从半小时逐渐过渡到两个小时。练六字诀可以每次30分钟，每天练三至五次。患者根据自己的兴趣选择运动方式，以动静相兼为好，平时还可以观摩学习相应的教学光盘。

第五章 灸法的种类和应用

灸法是针灸医学的主要组成部分，指应用高温或低温，或者以某些材料直接接触皮肤表面后产生的刺激作用于人体的穴位或特定部位，从而达到预防或治疗疾病的一种疗法。灸法有不同的种类，主要分为艾炷灸、艾条灸。此外，针对不同病症，还有灯火灸、天灸等可供选择。在具体应用时，不仅要掌握好操作方法，还要留意注意事项。

艾炷灸

艾炷灸分为着肤灸（亦称直接灸）和隔物灸（亦称间接灸）二类。着肤灸是将艾炷直接放在皮肤上施灸的一种方法。古代还称明灸、着肉灸。是我国最早应用的灸疗方法。

所谓艾炷，是用纯净艾绒搓捏成一定形状的艾丸，供灸治用。古代，艾炷形状有圆锥形、牛角形和纺锤形等多种，现代以上尖下平的圆锥艾炷最为常用。分大、中、小三种，大艾炷高约1厘米，炷底直径亦为1厘米左右，可燃烧3~5分钟；中艾炷为大艾炷减半；小艾炷则如麦粒样。三种艾炷，形状相似。无论大小，其高度同它的底面直径大体相等。为加强治疗效果，古人往往在艾绒中掺进某些药品，多为芳香药物如麝香、木香、雄黄等。亦据所治病症而选加，如巴豆和艾作炷，灸疮、瘰疬；加铅粉治心痛等。后者，现代已很少采用。

一、直接灸

（一）无瘢痕灸

无瘢痕灸，又称非化脓灸。从古文献考证，古代医家多主张用瘢痕灸，无瘢痕灸的兴起当是近现代的事。这是因为古代医家认为形成灸疮与否直接影响到疗效。如《针灸资生经》指出："凡着艾得灸疮，所患即瘥。"近现代随着生活水平的提高和西方医学的传入，瘢痕灸所带来的剧痛、体表损伤及影响美容的瘢痕等，难以为人们普遍接受。相比之下，无瘢痕灸可以避免这些缺憾，同时也可以起到类似瘢痕灸的作用。

【操作方法】

（1）点穴及置炷。参阅无瘢痕灸法。一般用小炷，艾炷如麦粒或绿豆大。

（2）燃艾。用火燃着艾炷后，医者应守护在旁边。待燃至患者感觉疼痛，医者用手轻轻拍打或抓爬穴区四周，分散患者的注意力，以减轻施灸时的疼痛，一般3~7壮，以皮肤充血红润为度。艾炷燃尽，用浸有生理盐水的消毒敷料，拭去艾灰。再灸第二壮。对惧痛患者，可先在穴区注入2%普鲁卡因注射液1毫升作局部麻醉后再施灸，或涂以中药局麻液。中药局麻液配制法为：川乌、细辛、花椒各30克，蟾酥1.8克。用75%乙醇300毫升浸泡24小时。使用时，取棕红色上清液，以消毒棉球蘸后涂于施灸穴位，1~5分钟之后可达到局部麻醉。

（3）封护。于完成所灸壮数后，以上法拭去艾灰后，灸区多形成一焦痂。在灸穴上用淡膏药或根据灸口大小剪一块一般胶布，敷帖封口，淡膏药以称灸疮膏药。护封的目的是防止衣服摩擦灸疮，并促使其溃烂化脓。化脓后，每日换1次膏药或胶布。脓水多时可每日2次。约经1~2周，脓水渐少，最后结痂，脱落后留有瘢痕。

【主治病症】

预防及治疗虚寒性疾病、癌症、哮喘、眩晕、慢性腹泻、慢性支气管炎、预防中风、治疗癫痫、溃疡病、脉管炎、瘰疬、痞块等。

【注意事项】

（1）无瘢痕灸艾炷的大小宜介于隔物灸与瘢痕灸之间，一般以花生米大至绿豆大为宜。具体治疗时须因人因病而选。

（2）一般情况下，无瘢痕灸后，灸处仅出现红晕，如出现小水泡，不需挑破，禁止抓瘙，应令其自然吸收；如水泡较大，可用消毒注射针具吸去泡液，用龙胆紫药水涂抹，均不遗留瘢痕。

（二）瘢痕灸

瘢痕灸法，又称化脓灸。系指以艾炷直接灸灼穴位皮肤，渐致化脓，最后形成瘢痕的一种灸法。瘢痕灸可以说是我国应用历史最长的一种灸法。晋唐时期最为盛行，不仅在医籍中有大量的记载，而且文学作品中也有反映，如唐代著名诗人白居易的诗中写道："至今村女面，烧灼成痕瘢"，韩愈还生动地描述了施灸的场面："灸师施艾炷，酷若猎火围"。当时的医家认为，化脓灸与疾病的疗效直接相关，如唐代医家陈延之的《小品方》中指出："灸得脓坏，风寒乃出；不坏，则病不除也。"《圣惠方》也说"灸炷虽然数足，得疮发脓坏，所患即差；如不得疮发脓坏，其疾不愈"。早用于急症灸治。《备急灸法》所载灸治的22类急症中，有对类系用直接灸疗，直接灸须出现灸疮，是许多医家追求的目标，如《针灸资生经》还记载了引发灸疮之法"用赤皮葱三五茎去青，于（火唐）灰中煨熟，拍破，热熨疮十余遍，其疮自发"。瘢痕灸到南宋时，由于较为疼痛，不受达官贵人的欢迎，闻人耆年的《备急灸法》中提到："富贵骄奢之人，动辄惧痛，闻说火灸，嗔怒叱去。"所以从金元时代起针法，特别是针刺手法重新受到重视。然而尽管如此，瘢痕灸仍然受到明清乃至近现代针灸医家的青睐。如清代李守先在《针灸易学》一书中形容说："灸疮必发，去病如把抓。"现代的临床实践也证实，在某些病症，主要是急难病症的治疗上，瘢痕灸与包括无瘢痕灸等在内的各种灸法相比，其疗效优势还是相当明显的。

【操作方法】

（1）点穴。施灸之前先要点定穴位。患者体位应保持平直，处于一种舒适而又能持久的位置。暴露灸穴，取准穴点，并作一记号。点定穴点后，嘱患者不可随意变动体位。

（2）置炷。用少许蒜汁或凡士林先涂抹于灸穴皮肤表面，然后，将艾炷粘置于选定的穴位上。多用中、小艾炷。近年来有贴敷艾炷的新型产品面世，可直接贴敷于穴区施灸。

（3）燃艾。用火点燃艾炷尖端。如为中等艾炷，点燃后直至艾炷燃尽，即用镊子去灰，另换一壮；如用小艾炷灸，至患者有温热感时，不等艾火烧至皮肤即持移去，再在其上安一艾炷，继续按上法施灸。对某些病程长和症情顽固者，亦可在患者感到灼热后，继续灸3~5秒钟。此时施灸部位皮肤可出现一块较艾炷略大一点之红晕，隔1~2小时后可出现水泡。

（4）每日或隔日1次，7~10次为一疗程。

【主治病症】

哮喘、慢性腹泻、肱骨外上髁炎、急性乳腺炎、皮肤疣等病症。

【注意事项】

（1）敷贴灸疮。不可采用护疮膏类及药纱布。也不可以一见到脓液即用清疮消毒之法后再敷贴胶布，只需采用棉球擦干脓液后即敷贴胶布。

（2）护理灸疮。化脓灸要求灸后局部溃烂化脓，这是无菌性化脓反应，脓色较淡，多为白色。灸疮如护理不当，造成继发感染，脓色可由白色转为黄绿色，并可出现疼痛及渗血等，则须用消炎药膏或玉红膏涂敷。若疮久不收口，多因免疫功能较差所致，应作治疗。

（3）注意调养。为了促使灸疮的无菌性化脓反应，要注意调养。对此，《针灸大成》曾有论述，可作参考："灸后不可就饮茶，恐解火气；及食，恐滞经气。须少停一二时，即宜入室静卧，远大事，远色欲，平心定气，凡百俱要宽解。尤忌大怒、大劳、大饥、大饱、受热、冒寒。至于生冷瓜果亦宜忌之。唯食茹淡养胃之物，使气血流通，艾火逐出病气。若过厚毒味，酗醉，致生痰液，阻滞病气矣。鲜鱼鸡羊，虽能发火，止可施于初灸十数日之内，不可加于半月之后。"

二、间接灸

（一）隔姜灸

隔姜灸，在明代杨继洲的《针灸大成》即有记载："灸法用生姜切片如钱厚，搭于舌上穴中，然后灸之。"之后在明代张景岳的《类经图翼》

中提到治疗痔疾"单用生姜切薄片,放痔痛处,用艾炷于姜上灸三壮,黄水即出,自消散矣"。在清代吴尚先的《理瀹骈文》和李学川的《针灸逢源》等书籍中有亦有载述。现代由于取材方便,操作简单,已成为最常用的隔物灸法之一。灸治方法与古代大体相同,亦有略加改进的,如在艾炷中增加某些药物或在灸片下面先填上一层药末,以加强治疗效果。

【操作方法】

取生姜一块,选新鲜老姜,沿生姜纤维纵向切取,切成直径约2~3厘米,厚约0.2~0.3厘米厚的姜片,大小可据穴区部位所在和选用的艾炷的大小而定,中间用三棱针穿刺数孔。施灸时,将其放在穴区,置大或中等艾炷放在其上,点燃。待患者有局部灼痛感时,略略提起姜片,或更换艾炷再灸。一般每次灸5~10壮,以局部潮红为度。灸毕用正红花油涂于施灸部位,一是防皮肤灼伤,二是更能增强艾灸活血化瘀、散寒止痛功效。近年来,亦有针灸工作者采用隔姜行化脓灸法,对某些病症有较好的效果。其施灸方法及灸后护理可参照化脓灸法。

【主治病症】

一切虚寒性疾病,如虚寒性呕吐、泄泻、脘腹隐痛、阳痿、不孕症等。

【注意事项】

(1)隔姜灸用的姜应选用新鲜的老姜,宜现切现用,不可用干姜或嫩姜。

(2)姜片的厚薄,宜根据部位和病症而定。一般而言,面部等较为敏感的部位,姜片可厚些;而急性或疼痛性病症,姜片可切得薄一些。

(3)在施灸过程中若不慎灼伤皮肤,致皮肤起透明发亮的水泡,须注意防止感染,处理方法可参照无瘢痕灸法。

(二)隔蒜灸

隔蒜灸,又称蒜钱灸。本法首载于晋代葛洪的《肘后备急方》。而隔蒜灸一名,则最早见于宋陈自明的《外科精要》。古人主要用于治疗痈疽,宋代医家陈言在所撰《三因极一病症方论》卷十四中有较详细的论述：痈疽初觉"肿痛，先以湿纸复其上，其纸先干处即是结痈头也……大蒜切成片，安其送上，用大艾炷灸其三壮，即换一蒜，痛者灸至不痛，不痛者灸至痛时方住。"该书还提到另一种隔蒜灸法，即隔蒜泥饼灸："若十数作一处者，即用大蒜研成膏作薄饼铺头上，聚艾于饼上灸之"。在明代《类经图翼》中又作进一步的发挥："设或疮头开大，则以紫皮大蒜十余头，淡豆豉半合，乳香二钱，同捣成膏，照毒大小拍成薄饼，置毒上铺艾灸之"，发展成隔蒜药饼灸法。

现代在灸治方法上基本上沿袭古代，有医者将其发展为铺灸（将作专节论述）；在治疗范围上则有所扩大，如用以治疗肺结核及疣等皮肤病症。

【操作方法】

分隔蒜片灸和隔蒜泥灸两种。

（1）隔蒜片灸：取新鲜独头大蒜，切成厚约0.2~0.3厘米的蒜片，用针在蒜片中间刺数孔，放于穴区，上置艾炷施灸，每灸3~4壮后换去蒜片，继续灸治。

（2）隔蒜泥灸：以新鲜大蒜适量，捣如泥膏状，制成厚0.2~0.4厘米的圆饼，大小按病灶而定，置于选定之穴区按上法灸之，但中间不必更换。

【主治病症】

多用于痈、疽、疮、疖、疣及腹中积块等。近年来还用于肺结核等的辅助治疗。

【注意事项】

同隔姜灸。

（三）隔盐灸

隔盐灸，也是临床上常用的隔物灸之一。最早载于《肘后备急方》，主张用食盐填平脐窝，上置大艾炷施灸，用以治疗霍乱等急症。后世的医籍《备急千金要方》《千金翼方》及元代危亦林的《世医得效方》等都有介绍。如《本草纲目》卷十一"霍乱转筋，欲死气绝，腹有暖气者，以盐填脐中，灸盐上七壮，即苏；小儿不尿，安盐于脐中，以艾灸之"。现代，在施灸的方法上有一定改进，如在盐的上方或下方增加隔物；治疗的范围也有相应的扩大，已用于多种腹部疾病及其他病症的治疗。

【操作方法】

令患者仰卧，暴露脐部。取纯净干燥之细白盐适量，可炒至温热，纳入脐中，使与脐平。如患者脐部凹陷不明显者，可预先在脐周围一湿面圈，再填入食盐。如须再隔其他药物施灸，一般宜先填入其他药物（药膏或药末），再放盐。然后上置艾炷施灸，至患者稍感烫热，即更换艾炷。为避免食盐受火爆裂烫伤，可预先在盐上放一薄姜片再施灸。一般灸3~9壮，但对急性病症则可多灸，不拘壮数。

【主治病症】

本法有回阳救逆之功，多用于急性寒性腹痛、吐泻、痢疾、淋病、中风脱症等。

【注意事项】

（1）施灸时要求患者保持原有体位，呼吸匀称。尤其是穴区觉烫时，应告知医生处理，不可乱动，以免烫伤。对小儿患者，更应该格外注意。

（2）万一脐部灼伤，要涂以龙胆紫，并用消毒敷覆盖固定，以免感染。

（四）隔附子灸

隔附子灸，隔物灸法之一。此法的应用首见于唐代，孙思邈《千金翼方》载"削附子令如棋子厚，正着肿上，以少唾湿附子，艾灸附子，令热彻以诸痛肿牢坚"。古人在灸治时，附子多选用成熟者加以炮制后使用，且常以酽酢（指味汁浓厚的醋）或童便浸过。如唐代王焘的《外台秘要》载崔氏疗耳聋、牙关急不得开方："取八角附子二枚，酽酢渍之二宿，令润彻，削一头纳耳中，灸十四壮，令气通耳中即差。"清代顾世澄的《疡医大全》提到："用附子制过者，以童便浸透，切作二、三分厚，安疮上，着艾灸之。"

以治疮久成瘘。除用附子片灸外，古人还采用将附子研末制成附子饼进行灸疗。如明代薛已《外科发挥》记载，治疮口不收敛者"用炮附子去皮脐，研末，为饼，置疮口处，将艾壮于饼上灸之。每日数次，但令微热，勿令痛"。明代汪机《外科理例》说得更为明确："附子为末，唾津和为饼，如三钱厚，安疮上，以艾炷灸之。"清代《串雅外编》等对隔附子灸亦有载述。

【操作方法】

分隔附子片灸和隔附子饼灸两种。

（1）隔附子片灸：取熟附子用水浸透后，切片厚0.3~0.5厘米，中间用针刺数孔，放于穴区，上置艾炷灸之。

（2）隔附子饼灸：将附子切细研末，以黄酒调和作饼，厚约0.4厘米，中间用针刺孔，放于穴位上置艾炷灸之；亦可用生附子3份、肉桂2份、丁香1份，共研细末，以炼蜜调和制成0.5厘米厚的药饼，用针穿刺数孔，上置艾炷灸之。

若附子片或附子饼被艾炷烧焦，可以更换后再灸，直至穴区皮肤出现红晕停灸。

【主治病症】

附子辛温大热，有温肾壮阳之功，适宜治疗阳痿、早泄、遗精及疮疡久溃不敛、指端麻木等病症。近年来又用以治疗痛经、桥本氏甲状腺炎、慢性溃疡性结肠炎等。

【注意事项】

（1）施灸时要注意室内通风。

（2）附子饼灸须在医务人员指导监视下进行。

（3）应选择较平坦不易滑落的部位或穴位处施灸，灸饼灼烫时可用薄纸衬垫灸处下，以防灼伤皮肤。

（4）对阴盛火旺及过敏体质者、孕妇均禁用附子饼灸。

(五)隔豆豉饼灸

隔物灸法之一。首见于唐代《备急千金要方·卷二十二》，内载将淡豆豉末用黄酒调和成饼，隔饼灸以治发背。后世医家根据豆豉有发汗解表作用，在实践中发现此法对痈肿初起，效果颇佳。但须灸至疮部皮肤湿润汗出，这样，邪毒可随汗外出，使病获愈。

【操作方法】

取淡豆豉适量，研成细末，用黄酒调和成直径2~3厘米、厚0.5厘米的药饼，以粗针在饼上刺数孔。将饼置于穴区，上置中或大艾炷灸之。如果豉饼烧焦，可易湿饼再灸。每次施灸壮数，据病症而定，痈疽初起者，灸至病灶区处皮肤湿润即可；如脓肿溃后久不收口，疮色黑暗者，可灸7~15壮。每日1次。

【主治病症】

痈疽，初起或溃后久不收口。

【注意事项】

同隔姜灸。

(六)隔川椒饼灸

隔川椒灸，《肘后备急方》有安椒加灸治疗一切毒肿疼痛不可忍者的记载，"搜面团肿，头如钱大，满中安椒，以面饼子盖头上，灸令彻，痛即立止"，但临床上一般采用明代龚信《古今医鉴》所述之法"花椒为细末，醋和为饼，贴痛处，上用艾捣烂铺上，发火烧艾，痛即止。"另外，《理瀹骈文》也有本法的记载。明代张景岳在《类经图翼》一书中还提到另一种川椒隔物灸法，不孕症，"灸神阙穴，先以净干盐填脐中，灸七壮，后去盐，换川椒二十一粒，上以睛盖定，又灸十四壮，灸毕即用膏贴之，艾炷须如指大，长五、六分许。"

【操作方法】

（1）隔川椒饼灸法：取川椒适量，研为细末，用陈醋调制如糊膏状，摊成圆饼，厚约0.3厘米，敷于患处，上置艾炷灸之。患者觉烫即更换艾炷。每次5~10壮。

（2）隔川椒灸法：多取神阙穴。川椒20粒左右，置于穴区，另取新鲜老姜一片，厚约0.3厘米，盖在川椒之上，上置艾炷灸之。每次7~10壮。

【主治病症】

肿毒疼痛，扭挫瘀伤及腹满痞胀、不孕等症。

【注意事项】

同隔姜灸。

艾条灸

艾条灸又称艾卷灸，系指用纸包裹艾绒卷成长圆筒状，一端点燃后，在穴位或病所熏灼的一种灸治方法。艾条灸疗最早见于明代朱权的《寿域神方》，后又在艾绒中加入某些药物，称"雷火神针""太乙神针"等。如《本草纲目》载有以"雷火针"治顽痹及闪挫肿痛；《种福堂公选良方》载"百发神针"治腰痛、疝气、痈疽、发背、对口等。现代遂演变为单纯艾条灸和药物艾条灸二类。纯艾条，亦称清艾条，指单纯用艾绒放在细棉纸中卷制而成，长20厘米，直径1.7厘米，每支重约30克（内有艾绒24克），可燃烧1小时左右。药物艾条又称药艾条，即在艾绒中加入药末（每支加6克）后卷制而成。药物处方颇多，比较常见的为：肉桂、干姜、丁香、木香、独活、细辛、白芷、雄黄、苍术、没药、乳香、川椒各等分研末。

1.悬灸

（一）温和灸

温和灸，又称温灸法，是指将艾条燃着端与施灸部位的皮肤，保持一定距离，对准穴位进行熏灼，在灸治过程中使患者只觉有温热而无灼痛的一种艾条悬起灸法。温和灸，一直为古人所倡导，如《旧唐书》提到："吾初无术耳，但未尝以元气佐喜怒，气海常温耳。"当然这里所说的"常温"，指的是艾炷隔物灸，与艾条悬起灸有类同之处。温和灸，由于火力不强，古代医家也认识到起效较慢，多用于保健。现代，应用范围有较大的扩展。

【操作方法】

一般多用清艾条，亦有医者根据病症的要求加入某些药物，制成药艾条，但灸治的方法相同。

将艾条燃着一端，在所选定之穴位上空熏灸。先反复测度距离，至患者感觉局部温热舒适而不灼烫，即固定不动（一般距皮肤约3厘米）。每次灸10~15分钟，以施灸部位出现红晕为度。在胸腹及四肢穴区施灸时，可交由患者自行灸治。每日1~2次，一般7~10次为一疗程。

【主治病症】

可用于慢性气管炎、冠心病、疝气、胎位不正等及其他多种慢性病症。还常用于保健灸。

【注意事项】

（1）灸治时，应注意艾条与皮肤之间既要保持一定距离。又要达到足够的热力。特别要注意不同病症与患者之间的差异。

（2）温和灸不宜用于急重病症或慢性病症的急性发作期。

（二）雀啄灸

雀啄灸法也是近代针灸学家总结出来的一种艾条悬灸法。是指将艾条燃着端对准穴区一起一落的进行灸治。施灸动作类似麻雀啄食，故名。此法热感较其他悬灸法为强，多用于急症和较顽固的病症。

【操作方法】

取清艾条或药艾条一支，将艾条燃着端对准所选穴位，采用类似麻雀啄食般的一上一下忽近忽远的手法施灸，给以较强烈的温热刺激。一般每次灸治5~10分钟左右。亦有以艾条靠近穴区灸至患者感到灼烫提起为一壮，如此反复操作，每次灸3~7壮。不论何种操作，都以局部出现深红晕湿润或患者恢复知觉为度。对小儿患者及皮肤知觉迟钝者，医者宜以左手食指和中指分置穴区两旁，以感觉灸热程度，以避免烫伤。雀啄法治疗一般每日1~2次，10次为一疗程，或不计疗程。

【主治病症】

主要用于感冒、急性疼痛、高血压病、慢性泄泻、网球肘、灰指甲、疖肿、脱肛、前列腺炎、晕厥急救以及某些小儿急慢性病症等的治疗。

【注意事项】

（1）不可太接近皮肤，尤其是失去知觉或皮肤感觉迟钝的患者和中小儿患者，以防烫伤。如灸后局部出现水泡，可参照前述的有关方法处理。

（2）临床上雀啄灸多可配合三棱针点刺或皮肤针叩刺。应注意穴区局部消毒。

（三）回旋灸

回旋灸法又称熨热灸法。是指将燃着的艾条在穴区上方作往复回旋的移动的一种艾条悬起灸法。本法能给以较大范围的温热刺激。回旋灸的艾条，一般以纯艾条即清艾条为主，近年来，临床上也有用药艾条施灸，取得较好的疗效。

【操作方法】

回旋灸的灸条分为清艾条（包括无烟艾条）和药艾条。回旋灸的操作法有两种：一种为平面回旋灸。将艾条点燃端先在选定的穴区或患部熏灸测试，至局部有灼热感时，即在此距离作平行往复回旋施灸，每次灸20~30分钟。视病灶范围，尚可延长灸治时间。以局部潮红为度。此法灸疗面积较大之病灶；一种为螺旋式回旋灸，即将灸条燃着端反复从离穴区或病灶最近处，由近及远呈螺旋式施灸，本法适用于病灶较小的痛点以及治疗急性病症，其热力较强，以局部出现深色红晕为宜。

【主治病症】

本法适于病损表浅而面积大者，如神经性皮炎、牛皮癣、股外侧皮神经炎、皮肤浅表溃疡、带状疱疹、褥疮等，对风湿痹症及周围性面神经麻痹也有效果。另可用于近视眼、白内障、慢性鼻炎，以及排卵障碍等。

【注意事项】

（1）灸治时，应注意艾条与皮肤之间既要保持一定距离，又要达到足够的热力。特别要注意不同病症与患者之间的差异。

（2）温和灸不宜用于急重病症或慢性病症的急性发作期。

实按灸

艾条按压灸法，又称实按灸，为传统的艾条灸法之一。本法与艾条悬起灸相对应，系指将艾条一端点燃后，隔布或绵纸数层按在穴位上，使热气透入肌肤的一种灸治方法。按压灸法是艾条最早应用的施灸方法，首见于明代朱权的《寿域神方》："用纸实卷艾，以纸隔之，点穴于隔纸上，用力实按之，待腹内觉热、汗出，即差。"当时，为单纯用艾绒。之后又在艾绒中加入某些药物，亦即在艾绒中加入复方中药药末后卷制而成，称之为药艾条。药物处方颇多，因处方不同，而又分别称之为"雷火神针""太乙神针"等。近现代在此基础上又有所发展。一方面是对原有方法的革新；另一方面出现了一些新的艾条按压灸法，诸如：隔布按灸法（运动灸）、灸笔灸等。在操作的方法上和应用的范围上有一定拓展。主要用于风寒湿痹、痿证和虚寒证的治疗。

温针灸

温针灸法，又称温针、针柄灸及烧针柄等。是一种艾灸与针刺相结合的方法。温针之名首见于《伤寒论》，但其方法不详。本法兴盛于明代，明代高武《针灸聚英》及杨继洲之《针灸大成》均有载述："其法，针穴上，以香白芷作圆饼，套针上，以艾灸之，多以取效。……此法行于山野贫贱之人，经络受风寒者，或有效。"近代已不用药饼承艾，但在方法也有一定改进。其适应证已不局限于以风湿疾患，偏于寒性的一类疾病为主，如骨关节病、肌肤冷痛及腹胀、便溏等，从而扩大到多种病症的治疗。

【操作方法】

温针灸的主要刺激区为体穴、阿是穴。先取长度在1.5寸以上的毫针，刺入穴位得气后，在留针过程中，于针柄上或裹以纯艾绒的艾团，或取约2厘米长之艾条一段，套在针柄之上。无论艾团、艾条段，均应距皮肤2~3厘米，再从其下端点燃施灸。在燃烧过程中，如患者觉灼烫难忍，可在该穴区置一硬纸片，以稍减火力。每次如用艾团可灸3~4壮，艾条段则只须1~2壮。近年，还采用帽状艾炷行温针灸。帽状艾炷的主要成分为艾叶炭，类似无烟灸条，但其长度为2厘米，直径1厘米，一端有小孔，点燃后可插于针柄上，燃烧时间为30分钟。因其外形像小帽，可戴于毫针上，故又称帽炷灸。帽炷温针灸，既无烟，不会污染空气；同时，它的作用时间又长，是一种较为理想的温针灸法。

【主治病症】

风寒湿痹症、骨质增生、腰腿痛、冠心病、高脂血症、痛风、胃脘痛、腹痛、腹泻、关节痛等。

【注意事项】

（1）温针灸要严防艾火脱落灼伤皮肤。可预先用硬纸剪成圆形纸片，并剪一至中心的小缺口，置于针下穴区上。

（2）温针灸时，要嘱咐患者不要任意移动肢体，以防灼伤。

温灸器灸

随着现代高科技对针灸学科的渗透，近年来在艾灸疗器中出现了一些科技含量较高、功能较多的灸疗器。如有的艾灸仪具有艾灸与磁疗同时进行，不燃烧，无污染，温度可调，自动控温等特点。当磁性灸头中的磁作用于艾绒及穴位时，可加速穴位局部的血液循环。而设在磁环中的加热部分在对艾绒加热的同时也对穴位进行了加热，使皮下毛细血管舒张，使磁化及加热后的艾绒的挥发物和有效成分迅速渗透到穴位中，即起到了磁疗和艾灸的目的。为充分体现传统艾灸的作用和功能，有的艾灸仪还设计有隔物灸槽，温针灸孔，在施灸的同时可进行隔物灸和温针灸。此外还可实施发泡灸和化脓灸，并可随时设定和检测被灸穴位温度，而不会无意灼伤患者。各种多功能艾灸仪的研制，是对传统艾灸的一次革新，为祖国传统医学灸疗的研究和总结，提供了现代化的仪器。常用的有温灸盒和温灸筒。

（一）灸具制备

多用灸具用优质木材、水牛角（具有清热解毒，凉血散血功效）等精加工而成。由灸罩、筒体、灸帽、螺杆、螺母、套箍、纸棒、艾条、按摩头、刮痧板等组成，可以多角度、多部位直接施以灸疗和按摩。也可根据病症配合刮痧治疗。由于灸罩有接灰作用，灸帽有闭火功能，不会灼伤人体和烧坏衣物，使用安全。加之灸条与灸罩之距离由螺母、螺杆控制，温度可调节，从而实现灸疗的补与泻。手持筒体又可用按摩头或灸帽在人体体表进行点穴、扣击、按摩以及刮痧。医者可根据患者病情用于治疗疾病，患者也可在医师的指导下，实现自我治疗养身保健。

（二）具体操作

（1）颈肩痹病者：先用按摩头点按、推揉。扣击颈肩部疼痛点及肩井、风池、肩髃、肩贞、曲池、手三里等穴位10分钟，再灸治以上部位或穴位（灸疗以痛点为主）10~15分钟，每日一次，每隔2~4日加用刮痧板蘸上紫草油推刮颈椎两侧华佗夹脊穴及大椎与肩髎连线部位3~5分钟，见皮肤起紫红色瘀斑为度。

（2）风湿腰痛者：先用按摩头点按、压揉、推滚腰部华佗夹脊穴10分钟，再灸治关元俞、命门、秩边、环跳、承扶、委中穴及痛点10~15分钟，每日一次。每隔 3~5 日用刮痧板推刮大杼至白环俞足太阳膀胱经 3~5 分钟，以见推刮部位出现红色斑块为度。

（3）风湿性关节痛者：先灸治关节疼痛点，上肢关节痛加灸曲池、手三里、小海、内关、阳池、养老、合谷等穴 10~15 分钟，每日一次；下肢关节病加灸环跳、承扶、风市、委中、血海、足三里、阳陵泉、昆仑穴 10~15 分钟，再用按摩头在以上穴位施以点、按、揉、扣击等法 10 分钟，每日一次，不论上肢或下肢关节病，均可根据疼痛部位施以刮痧疗法 3~5 分钟，隔 3 日一次。

【主治病症】

适用于各类灸疗适应病症。目前，主要用于各种骨关节病、牙痛、胃痛、月经痛、腹泻、冠心病等。

【注意事项】

（1）多功能艾灸器的功能较多，医者应熟练掌握操作技术及适应病症。

（2）患者应用多功能艾灸器自我治疗或保健时，必须在医生指导下进行。

其他灸法

一、灯火灸

灯火灸法又名灯草灸、神灯照、爆火疗法等，江浙民间还称为打灯火。本法较早的记载见于元代危亦林之《世医得效方·沙症》，在明代李时珍《本草纲目·卷六》中对所治病症作了颇为详细的介绍，清代陈复正对灯火灸法评价甚高，认为是"幼科第一捷法"（《幼幼集成》）。但本法长期以来更广泛地流传于我国民间。

【操作方法】

一般操作法：选定穴位之后，用龙胆紫药水或有色水笔作一标记。取灯芯草3~4厘米，将一端浸入植物油（麻油或豆油）中约1厘米，取出后用软棉纸或脱脂棉吸去灯草上的浮油，以防油过多点燃后油珠滴落造成烫伤。

施术者用拇、食二指捏住灯心草之上1/3处，即可点火，但要注意火焰不可过大。然后将灯火向穴位缓缓移动，并在穴旁稍停瞬间（此时浸油端宜略高于另一端，或呈水平状，以防火焰过大），待火焰由小刚一变大时，立即将燃端垂直接触穴位标志点（注意：勿触之太重或离穴太远，要似触非触，若接若离），此时从穴位处引出一股气流，从灯心草头部爆出，并发出清脆的"啪、啪"爆淬声，火亦随之熄灭。有的不灭，则可继续点灸其他穴区。灸火顺序为先上后下、先背后腹、先头身后四肢。点灸次数宜灵活掌握，一般3~5日一次，急性病可每日1次（但须避开原灸点），5~7次为一疗程。

【特定穴操作法】

（1）取穴：特定穴一：在大椎穴区域。为全身疾病的反应区域。在此区域寻找阳性病理反应点，表现为局部压痛、皮下条索状结节等。下同。特定穴二：第七胸椎下至阳穴区域，是背部疾病的反应集中区。特定穴三：三阴交区域，是腹部疾病的反应集中点。

（2）方法：取准病理反应点，将灯心草一端浸入植物油内，术者用拇、食指捏住灯心草上1厘米处，将火点燃，待火焰略变大，立即垂直触点穴位，此时发出一声"啪"的爆淬声，一般每穴每次淬一淬即可，个别可视病情淬2~5淬。视病情况而采用每日1次，2日1次或1周1次。多数疾病灯火淬特定穴，随阳性反应点不断缩小及消失，疾病就显效至痊愈，反之则预后不良。

【注意事项】

（1）本法灸火处多有小块灼伤，要保持清洁，以防感染，灸后3日内不宜沾生水。

（2）灯心草蘸油要适量，以不滴油为度，否则容易滴落烫伤皮肤。

（3）对儿童体质敏感者，体弱及颜面、眼眶周围等部位，灼炷要小，灼爆要轻，壮数要适当，不可太多；头为诸阳之会，若多淬必会头晕几个月，切记。

（4）动脉浅表部、大静脉浅表都、孕妇腹部均不宜点淬。

（5）如遇毛发处最好剪去，淬灸后要保持穴位皮肤清洁，以防感染。

二、白芥子灸

白芥子敷灸法是最为常用的冷灸法之一。白芥子十字花科一年或二年生草本植物白芥的干燥成熟种子。以白芥子研末水调外敷，可合局部皮肤发热乃至起泡，类似灸法。有关白芥子敷灸的最早记载可追溯到《备急肘后备急方》：治瘰疬："小芥子末，醋和贴之，看消即止，恐损肉"。明代《本草纲目》认为白芥子具有"消瘀血、痈肿、痛痹之邪"的作用，并载有"白芥子末，水调涂足心，引毒归下，疮疹不入目""涂顶囟，止衄血"等方。至清代进一步从单味转为复方白芥子敷灸。如《张氏医通》创"白芥子散"。《卫生鸿宝》载："治冷哮法：白芥子净末、延胡索各一两，甘遂、细辛各五钱，共为末，入麝香五分，匀，调敷肺俞、膏盲、百劳等穴，涂后麻疼痛，切勿便去，候二炷香足方去之。十日后涂一次，二次病根去。"现代，白芥子敷灸不仅应用广而且观察的样本数也大。以复方白芥子膏敷灸为主，其配方的成分虽各地有所不同，但基本上是上述方药加减而成。且日趋规范与固定。

（一）灸膏制备

（1）咳喘膏全国各地配制的处方不一，现选介二方。

方一：白芥子、延胡索、法半夏、甘遂、细辛、生甘草、百部、肉桂、葶苈子。依次按8:8:8:5:4:4:5:5:3的比例组成，将上药烘干，粉碎研末，过100目筛。用时取药末用50%姜汁调成较干稠糊状，置冰箱冷藏室备用。

方二：白芥子21克，元胡21克，甘遂12克，细辛12克。将上药共烘干研细末，储瓶备用，此为1人3次用量。敷灸法为，每次用上药末之1/3量，加鲜姜汁调成糊膏状，并加麝香少许，一般在夏天使用。

（2）关节膏

方一：以等量生白芥子、生草乌碾成极细粉末过筛，将粉末装入容器中封存备用。

方二：白芥子、元胡、细辛、防己、半夏、南星、木瓜、制川草乌等，上药粉碎，过80目筛，装瓷缸备用。

（3）胃痛膏

白芥子20克，白芷10克，甘遂10克，川乌10克，草乌10克，细辛5克，山栀子20克，芦荟10克，杏仁10克，桃仁10克，白胡椒5克，使君子10克，草决明10克，皂角10克，冰片2克，红花10克。上药并研细末，密封干燥处保存。

（二）具体操作

（1）咳喘膏。治疗时，取药12克~18克，分二等份置于二片医用胶布或分别摊直径为3厘米的油纸上中间，分别敷贴于所选穴区，成人一般贴4~6小时，儿童一般贴3~4小时揭去。敷贴最佳节气常选择夏季伏天和冬季寒九天；疗程安排是每周敷贴2次，4周为1疗程，一般使用1~2个疗程，以胶布固定即可。每次贴灸4~6小时，10日1次，每年共敷灸3次（即补伏、中伏、末伏各1次），连续治疗3年共敷贴9次。

（2）关节膏。用时取适量上述粉末以清水调成糊状平铺于牛皮纸上，药面以4×4厘米左右为宜。敷贴于穴处，嘱患者不要离开，随时观察患处皮肤，直到穴处周围皮肤潮红，且药面下皮肤有烧灼感并出现水泡为度（如不出现水泡，可用红花油或解痉镇痛酊代水调药）。除去药糊，将创面皮肤常规消毒，以无菌敷料覆盖创面，待其自愈。

每年初、中、末三伏的第一日各贴药1次，药末每穴3克，用生姜汁调膏，穴位用75%乙醇棉球擦后贴敷，外用敷料或塑料薄膜覆盖，胶布固定，贴药时间一般为3~4小时，可根据贴后的反应而缩短或延长贴药时间。若贴后热辣、烧灼感明显，可提前去药，以防烧伤皮肤；反之贴后微痒舒适可适当延长贴药时间。

（3）胃脘膏。用时取适量，用鲜姜汁调成膏状，摊于方型硬纸上，每块小儿约3~5克，成人约5~8克，贴于穴位，胶布固定。48~72小时换穴换药，每次选6~10个穴位。本疗法3年为1疗程，停药2年后统计疗效。

【主治病症】

支气管哮喘、慢性支气管炎、小儿呼吸道感染、风寒性关节炎、周围性面瘫、胃脘疼痛、梅核气等。

【注意事项】

(1) 可根据贴后的反应而缩短或延长贴药时间。若贴后热辣、烧灼感明显，可提前去药，以防烧伤皮肤；反之贴后微痒舒适可适当延长贴药时间。

(2) 在临床上，结合个人体质异同，若贴处皮肤痒，充血过敏者，应慎用或药量相应减少、时间缩短。

(3) 贴敷时勿洗冷水澡，勿过劳。除个别疼痛较重对症处理外，其余不需用任何疗法。

三、威灵仙敷灸

威灵仙敷灸法是应用威灵仙叶捣烂后贴敷穴位而达到治疗疾病的一种外治法。威灵仙，属毛茛科灌木，其根叶对皮肤都有一定刺激作用。敷灸法，古代虽无明确记载，但现代临床应用颇多。如《安徽药材》提到"捣敷眉心治白喉"。并发现贴足三里治痔疮下血；贴太阳穴治疗急性结膜炎；贴身柱治百日咳；贴天容穴治扁桃体炎等。当然，其确切疗效还有待进一步观察。

【操作方法】

(1) 灸药制备

取威灵仙之新鲜嫩叶若干，捣成糊状，加入少量红糖（亦可不加）。拌匀后，搓成小团，如黄豆大，备用。

(2) 具体操作

取 2.5×2.5 厘米的胶布一块，中央剪一小孔，如黄豆大。贴于所选穴区，每穴一块。将小团威灵仙置于小孔中，再覆盖一层胶布固定，并以线指在敷药穴区轻按半分钟，加强药物对穴位的刺激作用。一般30~40分钟左右，局部皮肤有蚁走感或有轻度辣感，即可将胶布及药物去掉。隔日1次,同一穴区宜7~10日后再取。7~10次为一疗程。

【主治病症】

百日咳、扁桃体炎、痔血、腮腺炎、麦粒肿、结膜炎等病症。

【注意事项】

(1)由于个体差异,不论敷灸时间多久,应注意局部如果出现蚁走感后,最多不超过5分钟,宜将药去掉,避免刺激过强。

(2)不少穴区往往于敷灸后1日始出现局部水泡,要注意保护,防止感染。

四、葱姜敷灸

葱姜敷灸法是现代针灸工作者在蒜泥敷灸的基础上发展起来的一种冷灸法。葱、姜,一般用于艾炷或艾条的隔物灸,葱姜敷灸则是将二者混合捣烂成泥后,敷贴于穴区,刺激穴区皮肤而达到治疗作用。葱姜敷灸,与蒜泥敷灸相比,对皮肤刺激较温和,故可用于面部等皮肤娇嫩的部位。当然本法目前应用的病种还不多,有待进一步实践。

【操作方法】

(1)灸药制备

根据不同病情,取生葱白、鲜生姜(以老姜为佳)各若干。先将葱白剥去老皮与去皮鲜姜混合砸成糊状,放入容器内,可以保鲜纸覆盖密封备用。

(2)具体操作

治疗时,可将葱姜糊直接涂敷于穴区或涂于消毒纱布上,再贴敷于穴区。敷贴后局部皮肤可呈红色,后变褐色,数日后消退。敷贴时间较长时,可出现水泡,水泡多可自行吸收。不留下瘢痕。本法可每日1次或隔日1次。

【主治病症】

三叉神经痛、面瘫、支气管炎、支气管哮喘等病症。

【注意事项】

（1）在面部穴区施灸时，尽量避免引起水泡。如出现水泡，要小心护理，防止感染。

（2）葱姜应取新鲜，且以现制现用为佳。

五、蒜泥灸

蒜泥敷灸是将大蒜捣烂如泥，敷于穴区达到类似灸法作用的一种外治方法。本法在《本草纲目》即有记载：捣敷足心，治霍乱转筋、泄泻暴痢、鼻血不止；敷内关治疟。现代还有人在蒜泥中加上其他药物以增加疗效。

用大蒜施灸，在古代文献中还有"水灸""内灸"的记载。所谓水灸，是指用大蒜在体表外擦，如《理瀹骈文》："瘰疬用大蒜擦脊梁，名水灸"。内灸则指内服生大蒜，如《医心方》载：将大蒜"合皮截却二头吞之，名为内灸"。目前临床已罕见应用。

【操作方法】

取大蒜若干（最好为紫皮蒜），捣成泥膏状。亦可根据病症需要，在蒜泥中配入中药细末，调匀。取3~5克贴敷于穴区，外以消毒敷料固定。每次敷灸时间为1~3小时，以局部发痒、发红或起泡为度。每日或隔日1次，每次取1~2穴，穴区宜轮换，7~10次为一疗程。

【主治病症】

咯血、急慢性咽喉炎、扁桃体炎、衄血、肺结核病等。

【注意事项】

（1）由于个体差异，蒜泥敷贴后不同患者反应不一，宜严密观察，掌握敷贴时间。

（2）敷贴后，如水泡较大，用消毒针引出泡液后，涂龙胆紫药水，加盖消毒敷料，以防感染，直至其愈合。

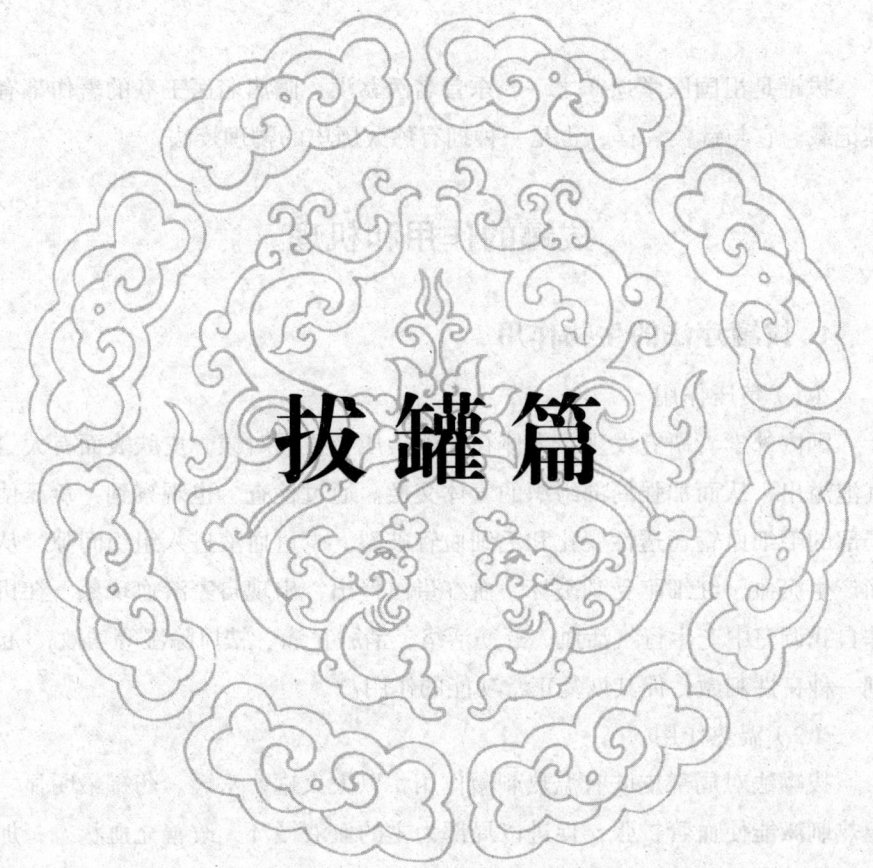

拔罐篇

第一章 了解拔罐的概念和原理

拔罐是祖国医学遗产之一，东晋名医葛洪、隋唐名医王焘的著作都有其记载。它与针灸一样，也是一种拥有悠久历史的物理疗法。

拔罐的作用和机理

1. 拔罐疗法的生物作用

（1）负压作用

国内外学者研究发现：人体在火罐负压吸拔的时候，皮肤表面有大量气泡溢出，从而加强局部组织的气体交换。通过检查，也观察到：负压使局部的毛细血管通透性变化和毛细血管破裂，少量血液进入组织间隙，从而产生瘀血，红细胞受到破坏，血红蛋白释出，出现自家溶血现象。在机体自我调整中产生行气活血、舒筋活络、消肿止痛、祛风除湿等功效，起到一种良性刺激，促其恢复正常功能的作用。

（2）温热作用

拔罐法对局部皮肤有温热刺激作用，以大火罐、水罐、药罐最明显。温热刺激能使血管扩张，促进以局部为主的血液循环，改善充血状态，加强新陈代谢，使体内的废物、毒素加速排出，改变局部组织的营养状态，增强血管壁通透性，增强白细胞和网状细胞的吞噬活力，增强局部耐受性和机体的抵抗力，起到温经散寒、清热解毒等作用，从而达到促使疾病好转的目的。

（3）调节作用

拔罐法的调节作用是建立在负压或温热作用的基础之上的。首先是对神经系统的调节作用，由于自家溶血等给予机体一系列良性刺激，作用于神经系统末梢感受器，经向心传导，达到大脑皮层；加之拔罐法对局部皮肤的温热刺激，通过皮肤感受器和血管感受器的反射途径传到中枢神经系统，从而发生反射性兴奋，借以调节大脑皮层的兴奋与抑制过程，使之趋于平衡，并加强大脑皮层对身体各部分的调节功能，使患部皮肤相应的组织代谢旺盛，吞噬作用增强，促使机体恢复功能，阴阳失衡得以调整，使疾病逐渐痊愈。

其次是调节微循环，提高新陈代谢。微循环的主要功能是进行血液与组织间物质的交换，其功能的调节在生理、病理方面都有重要意义。且还能使淋巴循环加强，淋巴细胞的吞噬能力活跃。此外，由于拔罐后自家溶血现象，随即产生一种类组织胺的物质，随体液周流全身，刺激各个器官，增强其功能活力，这有助于机体功能的恢复。

2. 拔罐疗法的机械作用

拔罐疗法是一种中医外治法，也是一种刺激疗法。它在拔罐时通过罐内的负压，使局部组织充血、水肿，产生刺激作用和生物学作用。负压也可使局部毛细血管破裂而产生组织瘀血、放血、发生溶血现象，红细胞的破坏，血红蛋白的释放，使机体产生了良性刺激作用。同时负压的形成牵拉了神经、肌肉、血管以及皮下的腺体从而引起一系列的神经内分泌反应。拔罐疗法通过排气造成罐内负压，罐缘得以紧紧附着于皮肤表面，牵拉了神经、肌肉、血管以及皮下的腺体，可引起一系列神经内分泌反应，调节血管舒、缩功能和血管的通透性从而改善局部血液循环，给机体造成良性刺激，增强各器官的功能活力，有助于人体机能的恢复。

机械作用还能使表皮角化层断裂，细胞由复层变为单层，各级血管扩张，从而提高皮肤渗透作用，有利于局部用药的吸收。而拔罐的引流作用，及刺激局部皮脂分解，脂肪酸形成，则有助于局部皮肤自洁、抗感染。皮肤生发层受刺激，角质形成细胞增生，毛囊细胞向棘细胞推移，有助于伤口愈合，减轻疤痕。

拔罐疗法的治病机理

在火罐共性的基础上,不同的拔罐法各有其特殊的作用。如走罐具有与按摩疗法、保健刮痧疗法相似的效应,可以改善皮肤的呼吸和营养,有利于汗腺和皮脂腺的分泌,对关节、肌腱可增强弹性和活动性,促进周围血液循环;可增加肌肉的血流量,增强肌肉的工作能力和耐力,防止肌萎缩;并可加深呼吸,增强胃肠蠕动,兴奋并支配腹内器官的神经,增进胃肠等脏器的分泌功能;可加速静脉血管中血液回流,降低大循环阻力,减轻心脏负担,调整肌肉与内脏血液流量及贮备的分布情况。缓慢而轻的手法对神经系统具有镇静作用;急速而重的手法对神经系统具有一定的兴奋作用。

循经走罐还能改善各经功能,有利于经络整体功能的调整。再如药罐法,在罐内负压和温热作用下,局部毛孔、汗腺开放,毛细血管扩张,血液循环加快,药物可更多地被直接吸收,根据用药不同,发挥的药效各异。如对于皮肤病,其药罐法的局部治疗作用就更为明显。水罐法以温经散寒为主;刺络拔罐法以逐瘀化滞、解闭通结为主;针罐结合则因选用的针法不同,可产生多种效应。

(一)疏通经络 行气活血

人体的经络内属于脏腑,外络于肢体,纵横交错,遍布全身将人体内外、脏腑、肢节联络成为一个有机的整体,具有运行气血,沟通肢体表里、上下和调节脏腑组织活动的作用。它通过罐体边缘的按压及负压的吸吮,刮熨皮肤,牵拉、挤压浅层肌肉,刺激经络、穴位,循经传感,由此及彼,由表及里,以达到通其经脉,调整气血,平衡阴阳,祛病健身的目的。

(二)双向调节 异病同治

拔罐疗法具有双向的调节作用和独特的功效,在取穴、操作等不变的情况下,可以治疗多种疾病。如:大椎穴刺血拔罐法,既可治疗风寒感冒,又可治疗风热感冒,还可用于内伤发热;既可治疗高血压、头痛等内科疾病,又可用来治疗顽固性荨麻疹、痤疮等皮肤科疾病。许多临床研究都证明，拔罐的双向调节与疾病的好转是一致的。

拔罐养生常用方法

拔罐养生常用方法主要有：增加活力法、祛除浊气法、疏通经络法等。

（一）增加活力法

取穴：劳宫、涌泉、三阴交、足三里

劳宫穴位于手掌心，是手厥阴心包经的荥穴，回阳九针穴之一，具有振奋阳气，清心泻火，宽胸利气，增加活力的功能，配合涌泉、三阴交、足三里，效果更加明显，经常在此拔罐可使人解除疲劳，保持旺盛的精力，以面对现代社会快节奏，竞争激烈，环境污染日趋严重的生活。

（二）祛除浊气法

取穴：涌泉穴、足三里

涌泉穴位于足心，是足少阴肾经的井穴。肾为"先天之本"，主藏精，包括先天之精及后天之精，又主生长、发育、生殖，是人体的生命之源，肾气充则生长发育正常，精力旺盛，反之则生长发育迟缓，精力不足。肾为主水之脏，肾的生理功能异常则水液代谢出现障碍，人体就会出现湿毒侵袭的现象，湿邪重着粘腻，易趋于下，不易排出，常阻塞经络气血，引发其他各种疾病。涌泉穴经常拔罐可以及时祛除体内的湿毒浊气，疏通肾经，使经络气血通畅，肾脏功能正常，肾气旺盛。配伍足三里更可使人体精力充沛，进而延缓衰老，体质康健。

（三）疏通经络法

（1）任、督二脉透罐法

任、督二脉透罐法是对传统腹背阴阳配穴法的继承和发展，任脉为阴脉之海，督脉为阳脉之海。在任、督两脉透罐可以通透全身的阴经与阳经，起到疏通经络，平衡阴阳，对人体五脏六腑均有防病治病的作用。

（2）背俞穴及华佗夹脊穴

背俞穴及华佗夹脊穴纵贯整个颈背腰部，五脏六腑之经气均在此流通。现代医学证明背俞穴及华佗夹脊穴位于人体脊髓神经根及动、静脉丛附近，在这两处俞穴用走罐之法，可以疏通五脏六腑之经气，调整全身气血经络的协调，增强机体的抗病能力。现在背俞穴及华佗夹脊穴走罐已经成为人们最常用的保健方法。尤其对颈椎病、腰椎病更可以收到明显的疗效。

（四）培补元气法

取穴：关元、气海、命门、肾俞

关元与气海穴皆为任脉之要穴，气海者元气之海也，关元为任脉与足三阴经交会穴，二穴自古以来就是保健强身的要穴。命门，顾名思义为"生命之门户也"，为真气出入之所，肾俞为肾之要穴，经常拔这四个穴位，可以培补元气，益肾固精，达到强身健体，延年益寿的目的。

（五）调补精血法

取穴：三阴交、气海、肾俞、心俞

三阴交是足太阴脾、足少阴肾、足厥阴肝三条阴经的交会穴。肾为先天之本，主藏精，"精血同源"。脾为后天之本，气血生化之源，二者相互滋生，精血才能充盈。肝主藏血，可以调节人体流动血量，全身血脉都归心所主，气又为血之帅，故常拔三阴交可调补肝、脾、肾三经的气血，配以肾俞、心俞、气海可使先天之精旺盛，后天气血充足，从而达到健康长寿之目的。

（六）预防呼吸道疾病

取穴：天突、肺俞、风门

呼吸系统疾病多是由于风寒之邪侵袭而致，肺为娇脏，最易受邪。天突位于任脉，与阴维脉交会，现代医学报道刺激天突穴可以明显降低呼吸道阻力；肺俞为肺之要穴，风门为外邪出入之门户，故这三个穴位有着理肺止咳，祛风除邪，调畅气机的作用，经常拔罐能够预防呼吸系统疾病。

（七）预防心血管疾病

取穴：内关、心俞、肝俞、肾俞

内关为手厥阴心包经络穴，八脉交会穴之一，通阴维脉，具有宁心安神，宽胸利气的作用。心包乃心之外围，具有保护心脏，代心受邪的作用。心俞为心脏之要穴，肝藏血，肾藏精，肝肾同源，二者都和人体心血管系统有着密切联系，故经常在内关、心俞、肝俞、肾俞上拔罐可以有效的预防心血管疾病的发生。

（八）预防胃肠道疾病

取穴：足三里、脾俞、胃俞、中脘

足三里是人体极重要的保健穴位，对于脾胃功能具有良好的双向调节作用，脾俞、胃俞为脾、胃二脏的背俞穴，中脘为胃之募穴，在这几个穴位拔罐可以有效的调节脾胃功能，预防胃肠道疾病的发生。

第二章　拔罐前必须了解这些事

拔罐的用具是什么？怎么选取"罐"最为适宜？它还需要哪些辅助工具吗？在拔罐之前，这些都是十分重要的问题。一定要好好了解"拔"的是什么"罐"，以及拔罐都有哪些原则和注意事项，才能使拔罐过程更加顺利。

拔罐常用的"罐"介绍

（一）竹罐

用直径 3~5 厘米的坚实成熟的竹，按节截断，一端留节当底，一端去节作口，罐口打磨光滑，周围削去老皮，做成中间略粗、两端稍细，形如腰鼓的竹罐。长约 10 厘米，罐口直径分为 5 厘米、4 厘米、3 厘米三种。其优点是轻便、廉价。

（二）玻璃罐

玻璃拔罐是目前家庭最常用的拔罐，各大医药商店的器械柜均有出售。它是由玻璃加工制成，一般分为大、中、小三个型号。其形如球状，下端开口，小口大肚。其优点是罐口光滑，质地透明，使用时可观察到拔罐部位皮肤充血、淤血程度，便于掌握情况；缺点是易摔碎损坏。

（三）陶罐

由陶土烧制而成，形如石臼，罐口平滑，鼓肚，口底稍细，分为大、中、小三种型号。其优点是吸力强；缺点是易破碎，不易观察皮肤的变化。

(四) 抽气罐

抽气罐常用青、链霉素药瓶，将瓶底磨掉制成平滑的罐口，瓶口处的橡皮塞应保持完整，留作抽气用；医药商店的器械柜也有出售成品真空枪抽气罐，它是有机玻璃或透明工程塑料制成，形如吊钟，上置活塞便于抽气。其优点是不用点火，不会烫伤，使用安全，可随意调节罐内负压，控制吸力，便于观察等。它是家庭最适用的抽气拔罐。

(五) 角制罐

用牛角或羊角加工制成。用锯在角顶尖端实心处锯去尖顶，实心部分仍需留1~2厘米，不可锯透，作为罐底。口端用锯锯齐平，打磨光滑。长约10厘米，罐口直径分为6厘米、5厘米、4厘米三种。其优点是经久耐用。

(六) 挤气罐

挤气拔罐常见的有组合式和组装式两种。组合式是由玻璃喇叭筒的细头端套一橡皮球囊构成；组装式是装有开关的橡皮囊和橡皮管与玻璃或透明工程塑料罐连接而成。其优点是不用点火，不会烫伤，使用安全，方法简便，罐口光滑，便于观察。

(七) 金属罐

多以铜、铁、铝制成，状如竹罐。其优点是不易破碎，消毒便利。缺点是导热过快，成本价高，无法观察吸拔部位皮肤变化，故而现已很少应用。

(八) 橡胶罐

橡胶罐是用橡胶制成的，有多种形状和规格。优点是不易破损，便于携带，不必点火，操作简单，患者可自行治疗；缺点是吸附力不强，无温热感，只能用于吸拔固定部位，不能施行其他手法。

(九) 电罐

电罐是在传统火罐的基础上发展而来的一种拔罐工具，随着现代科学技术的发展，电罐已经从单纯的产生负压到集负压、温热、磁疗、电针等综合治疗方法为一体。负压以及温度均可通过电流来控制，而且还可以连接测压仪器，以随时观察负压情况。电罐的特点是使用安全，不易烫伤，温度和负压等可以自行控制，患者感觉更加舒适。电罐的缺点是体积较大，搬运不便，成本较高，费用较贵，必须有电源装置才能使用，只适用于拔固定罐，不能施行其他手法。

（十）复合罐具

随着科学的发展，罐具配用治疗仪者越来越多。如罐内安装刺血器，可在拔罐时接通电源，增加拔罐的温热效应，称为电热罐。还有将红外线治疗疗仪、紫外线灯管、激光发生器、磁铁等入罐内，形成红外线罐、紫外线罐、激光罐、磁疗罐等。

（十一）代用罐

代用罐是在日常生活中随手可用的应急用罐，选择代用罐应注意选择罐口平整宽厚光滑、耐热的器皿，如罐头瓶、酸瓶、瓷瓶、茶杯、小酒杯、小口碗、化妆品瓶等均可用作代用罐。如罐口不够光滑可根据情况用砂纸打磨光滑后再用。代用罐的特点是可以就地取材，以应急需，适用于家庭或野外工作时急用。

（十二）煮药罐

把配制成的药物装入袋内，放入水中煮至适当浓度，再将竹罐投入药汁内煮10~15分钟。使用时按蒸汽罐法吸拔于患处。此法多用于风湿等症。

（十三）贮药罐

其操作方法有两种，一种是抽气罐内事先盛贮一定量的药液（约为罐子的1/2），快速紧扣于被拔部位，然后按抽气罐法，抽出罐内空气，即可吸拔于皮肤上。另一种是在玻璃火罐内盛贮一定的药液（约为罐子的1/2），然后按火罐法快速吸拔在皮肤上。常用的药液有辣椒水、生姜汁、风湿酒等。此法常用于风湿痛、感冒、胃病等疾患。

选择拔罐器具的原则

（1）罐口宽阔，便于操作

选择火罐时一定要选择罐口较宽的，以免在操作中形成阻碍，但应注意罐口的直径不应大于罐体，以免造成吸附力过小。

（2）边缘平滑圆润

拔罐疗法是以罐体与皮肤之间形成一个完整的密闭系统，形成负压的吸引力刺激皮肤或穴位的一种疗法，因此皮肤要与罐口形成紧密结合，选择边缘平滑圆润的物体，可以避免划伤皮肤。

（3）便于观察，便于操作

罐体的选择应使其在操作过程中，便于观察吸附的情况，并根据患者的反应随时调整其吸拔的时间，作用力的大小等。

拔罐的几大辅助工具

（1）燃料

酒精是拔罐过程中经常要用的燃料。拔罐时，一般要选用浓度为75%～95%的酒精，如果身边没有酒精，可用度数稍高的白酒代替。

（2）消毒用品

拔罐前要准备一些消毒清洁用品对器具和拔罐部位进行消毒，比如棉签或酒精脱脂棉球；此外，拔罐时还可用以燃火、排气。

（3）针具

常用的润滑剂一般包括凡士林、植物油、石蜡油等。还有一些润滑剂是具有药用疗效的，如红花油、松节油、按摩乳等，具有活血止痛、消毒杀菌的功效。

（4）润滑剂

在拔罐治疗过程中，有时会用到针罐、刺血罐、抽气罐，所以，操作者还需要备用三棱针、皮肤针、注射器、针头小眉刀、粗毫针、陶瓷片、滚刺筒等针具。其中，最常用的就是三棱针和皮肤针。

拔罐的方法与过程

（一）准备

（1）仔细检查病人，以确定是否适应症，有无禁忌。根据病情，确定处方。

（2）检查应用的药品、器材是否齐备，然后一一擦净，按次序排置好。

（3）对患者说明施术过程，解除其恐惧心理，增强其治疗信心。

（二）患者体位

病人的体位正确与否，关系着拔罐的效果。正确体应使病人感到舒适，肌肉能够放松，施术部位可以充分暴露。一般采用的体位有以下几种：

仰卧位：患者自然平躺于床上，双上肢平摆于身体两侧。此位有利于拔治胸、腹、双侧上肢、双下肢前侧及头面部和胁肋部等处。

俯卧位：患者俯卧于床上，两臂顺平摆于身体两侧，颌下垫一薄枕。此体位有利于拔治背部、腰部、臀部、双下肢后侧、颈部等处。

侧卧位：患者侧卧于床上，同侧的下肢屈曲，对侧的腿自然伸直（如取左侧卧位，则左侧腿屈曲、右侧腿自然伸直），双上肢屈曲放于身体的前侧，此位有利于拔治肩、臂、下肢外侧等处。

坐位：患者倒骑于带靠背椅子上，双上肢自然重叠，抱于椅背上。此位有利于拔治颈、肩、背、双上肢和双下肢等处。

（三）选罐

根据部位的面积大小，患者体质强弱、以及病情而选，用大小适宜的火罐或竹罐及其他罐具等。

（四）擦洗消毒

在选好的治疗部位上，先用毛巾浸开水洗净患部，再以干纱布擦干，为防止发生烫伤，一般不用酒精或碘酒消毒。如因治疗需要，必须在有毛发的地方或毛发附近拔罐时，为防止引火烧伤皮肤或造成感染，应行剃毛。

（五）温罐

冬季或深秋、初春，天气寒冷，拔罐前为避免患者有寒冷感，可预先将罐放在火上燎烤。温罐时要注意只烤烘底部，不可烤其口部，以防过热造成烫伤。温罐时间，以罐子不凉和皮肤温度相等，或稍高于体温为宜。

（六）施术

首先将选好的部位显露出来，术者靠近患者身边，顺手（或左或右手）执罐按不同方法扣上。一般有两种排序：

（1）密排法：罐与罐之间的距离不超过1寸。用于身体强壮且有疼痛症状者。有镇静，止痛消炎之功，又称"刺激法"。

（2）疏排法：罐与罐之间的距离相隔1~2寸。用于身体衰弱、肢体麻木、酸软无力者。又称"弱刺激法"。

（七）询问

火罐拔上后，应不断询问患者有何感觉（假如用玻璃罐，还要观察罐内皮肤反应情况），如果罐吸力过大，产生疼痛即应放入少量空气。方法是用左手拿住罐体稍倾斜，以右手指按压对侧的皮肤，使之形成一微小的空隙，使空气徐徐进入，到一定程度时停止放气，重新扣好。拔罐后病人如感到吸着无力，可起下来再拔1次。

掌握拔罐的适当时间

拔罐疗法是以各种罐具为工具，利用燃烧等方法排除罐内空气，使罐内形成负压状态而吸附于体表一定部位、俞穴、经络或患处等。通过热能、负压产生一定的物理作用，使被治疗的部位温度增高，压力增大，加快血液循环起到消炎、止痛、活血、化瘀、祛寒、除湿功效，达到通经活络、调畅气血的生化效应。

由于拔罐疗法是用罐具通过热能或负压能直接吸附于人体体表而产生

治疗作用，因此拔罐疗法时间的控制和掌握对于治疗和疗效有着十分重要的作用和意义。

拔罐疗法的时间控制和掌握主要应以"辨证和辨病"为指导原则。

（一）辨证

主要是遵循：实者泻之——不留罐法；虚者补之——留罐法；平补者平泻之——闪罐法。

不留罐法是指火罐吸附于体表之后，立即取下，且不再进行拔罐。

留罐法是指火罐吸附于人体之后，留置3~5分钟（称为短留罐）或5~10分钟（称为长留罐）。

闪罐法亦称闪火拔罐法，是指将点火棒点燃迅速递入罐中后，立即取出，将火罐吸附于施术部位，再将火罐取下；再将火罐吸附于施术部位，再取下。如此反复，直至局部皮肤红润为度。闪罐法可以单用一只罐进行小面积操作，如在神阙穴；也可多罐相互交替大面积操作，如在腰背部、下肢部等部位。单罐闪罐法操作时要注意：火罐在使用一段时间后，罐具温度会增高，应及时予以更换，以免烫伤患者皮肤。

（二）辨病

【辨病情的轻重缓急】

（1）病情轻，慢性发作者，治疗时间可短；病情重，急性发作者，时间则要长。

（2）病情轻、病程急的患者，治疗的时间相对长；病情重、病程缓的患者，治疗的间隔时间相对短。

【辨病位】

（1）面部，一般不拔罐。因为面部毛细血管丰富，容易留下紫痕而影响美观，甚至烫伤造成毁容。

（2）胸部，不留罐为好。

（3）腹部，宜用闪罐法。

（4）颈肩上肢部，可根据需要采用留罐法。

（5）腰背部、臀部及下肢部，宜用留罐法。

【辨病人的具体情况】

（1）年势高，体质差的病人治疗时间宜短、间隔治疗时间宜长；年轻、体质好的病人治疗时间可稍长、间隔治疗时间可短些。

（2）某些特殊人群不宜采用拔罐治疗。如一些凝血机制差、孕产妇、某些重症或患有传染性疾病、皮肤病病人以及醉酒、过饥、过饱、情志不宁等病人不宜。

拔罐的注意事项

（1）拔罐时，室内需保持20℃以上的温度。最好在避风向阳处。

（2）患者以俯卧位为主，充分露施术部位。

（3）拔罐时的吸附力过大时，可按挤一侧罐口过缘的皮肤，稍放一点空气进入罐中。初闪拔罐者或年老体弱者，宜用中、小号罐具。

（4）拔罐顺序应从上到下，罐的型号则应上小下大。

（5）一般病情轻或有感觉障碍（如下肢麻木者）拔罐时间要短。病情重、病程长、病灶深及疼痛较剧者，拔罐时间可稍长，吸附力稍大。

（6）针刺或刺血拔罐时，若用火力排气，须待消毒部位酒精完全挥发后方可拔罐。否则易灼伤皮肤。

（7）留针拔罐时，要防止肌肉牵拉而造成弯针或折针，发现后要及时起罐，拔出针具。

（8）拔罐期间应密切观察患者的反应，若出现头晕恶心呕吐、面色苍白、出冷汗、四肢发凉等症状，甚至血压下降、呼吸困难等情况，应及时取下罐具，将患者仰卧位平放，垫高局部，轻者可给予少量温开水，重者针刺入中、合谷。必要时，可用尼可刹米每次0.5克，肌注射或静注；或用咖啡因2毫升肌注。

（9）拔罐时间过长或吸力过大而出现水泡时，可涂龙胆紫，覆盖纱布固定。如果水泡较大，可用注射器抽出泡内液体，然后用利凡诺纱布外敷固定。

患者在过饥、过饱、过劳、过渴、高热、高度水肿、高度神经质、皮肤高度过敏、皮肤破损、皮肤弹性极差、严重皮肤病、肿瘤、血友病、活动性肺结核、月经期、孕期，均应禁用或慎用拔罐。

罐斑暗示着什么

拔罐疗法，利用罐具通过排气产生负压吸拔于体表后，皮肤对这种刺激产生各种各样的反应，主要是颜色与形态的变化，我们把这种变化称为"罐斑"。

常见的罐斑有潮红、紫红或紫黑色淤斑，小点状紫红色的疹子，同时还常伴有不同程度的热痛感。皮肤的这些变化属于拔罐疗法的治疗效应，可持续一至数天。

拔罐后，罐斑如显水疱、水肿和水气状，表明患者湿盛或因感受潮湿而致病。

有时拔后水泡色呈血红或黑红，表明久病湿夹血瘀的病理反应。

罐斑出现深红、紫黑或丹痧现象，触之微痛，兼见身体发热者，表明患者有热毒证。

如罐斑出现紫红或紫黑色，无丹痧和发热现象，表明患者有瘀血症。

罐斑无皮色变化，触之不温，多表明患者有虚寒症。

罐斑如出现微痒或出现皮文，多表明患者患有风症。

拔罐中遇到异常反应怎么办

拔罐的正常反应是：不论采用何种方法将罐吸附于施治部位，由于罐内的负压吸拔作用，局部组织可隆起于罐口平面以上，病人觉得局部有牵拉发胀感，或感到发热、发紧、凉气外出、温暖、舒适等，这都是正常现象。起罐后，走罐后，治疗部位出现潮红、或紫红、或紫红色疹点等，均属拔罐疗法的治疗效应，待1至数天后，可自行恢复，毋需作任何处理。

拔罐的异常反应是：拔罐后如果患者感到异常，或者烧灼感，则应立即拿掉火罐,并检查有无烫伤,患者是否过度紧张,或术者手法是否有误,或是否罐子吸力过大等。根据具体情况予处理。如此处不宜再行拔罐,可另选其他部位。如在拔罐过程中,患者感觉头晕、恶心、目眩、心悸,继则面色苍白、冷汗迭出、四肢厥逆、血压下降、脉搏微弱,甚至突然意识丧失,出现晕厥时(晕罐),应及时取下罐具,使患者平躺,取头低脚高体位。轻者喝些开水,静卧片刻即可恢复。重者可用卧龙散或通关散吹入鼻内,连吹 2~3 管,待打喷嚏数次后,神志即可清。或针刺百会、人中、中冲、少商、合谷等穴;必要时注射可拉明、安息香酸钠、咖啡因等中枢兴奋剂。如果术前做好解释工作,消除病人的恐惧,术中能很好地掌握病人情况,这种情况是完全可以避免的。

第三章 拔罐的取位原则和操作方法

掌握了拔罐的理论，就要了解拔罐的取位原则和操作方法了。拔罐常用的穴位有很多，胸腹部腧穴有膻中、巨阙等，背部腧穴有大椎、身柱等。对于不同的病症找准穴位，能使治疗过程更加顺利。

拔罐常用穴及其位置

（1）膻中

位置：在胸骨上，当两乳头之中间取穴。

解剖：在胸骨上，相当第五胸肋关节之间，有胸廓（乳房）内动、静脉的前穿支。布有第四肋间神经前皮支的内侧支（内部为心包及心）。

（2）巨阙

位置：前正中线，胸骨剑突下，脐上6寸处。

解剖：在腹白线中，有腹壁上动、静脉分支，布有第七肋间神经前皮支的内侧支。

（3）上脘

位置：前正中线，脐上5寸。

解剖：在腹白线中，有腹壁上动、静脉分支。布有第七肋间的神经分支。

（4）中脘

位置：前正中线，脐上4寸。

（5）下脘

位置：腹正中线，脐上2寸。

解剖：在腹白线中，有腹壁上动、静脉。布有肋间神经前皮支的内侧支。

（6）气海

位置：前正中线，脐下1.5寸。

解剖：在腹白线中，有腹壁浅动、静脉分支急腹壁下动、静脉分支。布有第十一肋间神经前皮支的内侧支（内部胃小肠）。

（7）关元

位置：前正中线，脐下 3 寸。

解剖：在腹白线中，有腹壁浅急腹壁下动、静脉分支。布有第十二肋间神经前皮支的内侧支（内部为小肠）。

（8）中极

位置：前正中线，脐下 4 寸。

解剖：在腹白线中，有腹壁浅动、静脉分支极腹壁下动、静脉分支，布有腹壁下神经分支（内部为乙状结肠）。

（9）梁门

位置：脐上 4 寸，距正中线旁开 2 寸。

解剖：当腹直肌及其鞘处，深层为腹横筋膜。有第七肋间动、静脉之支及腹壁上动、静脉。布有第八肋间神经处（右侧深部是肝大缘、胃幽门部）。

（10）天枢

位置：平脐旁开 2 寸。

解剖：当腹直肌及其鞘部，布有第九肋间动、静脉及腹壁下动、静脉分支。布有第十肋间神经分支（内部为小肠）。

（11）水道

位置：脐下 3 寸，中线旁开 2 寸。

解剖：当腹直肌及其鞘处。有第十二肋间动、静脉分支，外侧为腹壁下动脉、静脉。布有第十二肋间神经（内部为小肠）。

（12）膺窗

位置：乳线上第三肋间，距中线旁开 4 寸。

解剖：在第三、四肋之间，胸大肌中，深部为肋间肌，有肋间动、静脉。布有胸前神经和肋间神经（内部为肺脏）。

（13）中府

位置：锁骨外端下约 1 寸处。

解剖：当胸大、小肌处，深部为第一肋间内、外肌。上外侧有腋动、静脉，胸肩峰动、静脉。布有锁骨上神经中间支、胸前神经的分支及第一肋间神经。

(14) 天突

位置：在胸骨切迹上缘正中上 0.5 寸凹陷处。

解剖：在胸骨颈切迹之中央，当左右胸锁乳突肌之中间，深部有胸骨舌骨肌，胸骨甲状肌，有颈前皮神经分支，深部有气管。

(15) 缺盆

位置：在锁骨中点上凹陷中，直对乳头。

解剖：在锁骨中点上方，胸锁乳突肌止点之外侧，对应臂丛，锁骨上神经司皮肤感觉。

(16) 乳根

位置：乳头下 1.6 寸处，相当于第六肋间。

解剖：当第五肋间，在第五肋间动、静脉及第五肋间神经支，深部是肺、胸大肌下缘。

(17) 华盖

位置：胸骨正中线上，平第一肋间。

解剖：皮肤、肌肉、深部为胸骨柄。

(18) 大椎

位置：在第七颈椎与第一胸椎棘突间正中处。

解剖：在棘上韧带与棘间韧带中，有棘突间皮肤静脉丛，布有第八颈神经后支内侧支。

(19) 身柱

位置：在第三胸椎与第四胸椎之间。

解剖：在棘上韧带与棘间韧带中，为第三肋间动、静脉，布有第三胸神经。

(20) 神道

位置：在第五胸椎和第六胸椎棘突之间。

解剖：在第五、六胸椎棘突之间，斜方肌及大菱形肌其始部，有肋间动、静脉后支；布有第五胸神经后支之内侧支。

(21) 灵台

位置：在第六胸椎和第七胸椎棘突之间。

解剖：在棘上韧带及棘间韧带中，为第六肋间动脉后支及棘突间皮下静脉丛分布。布有第六胸神经后支之内侧支。

（22）至阳

位置：第七胸椎与第八胸椎棘突之间。

解剖：在棘上韧带和棘间韧带中，有第七肋间动脉后支、棘间皮下静脉丛分布。布有第七胸神经后支内侧支。

（23）筋缩

位置：在第九胸椎和第十胸椎棘突之间。

解剖：在棘上韧带和棘间韧带中。有肋间动脉后支。布有胸神经后支。

（24）命门

位置：在第二腰椎与第三腰椎棘突之间。

解剖：有腰背筋膜、棘上韧带及棘间韧带等。有腰动脉后支及棘突间皮下静脉丛。布有腰神经后支内侧支。

（25）阳关

位置：在第四腰椎与第五腰椎棘突之间。

解剖：有腰背筋膜、棘上韧带及棘间韧带。有腰动、静脉后支，棘突间皮下静脉丛。布有腰神经后支内侧支。

（26）八髎

位置：上、次、中、下髎左右共8个穴合称八髎。上髎在第一骶骨孔中；次髎在第二骶骨孔中；中髎在第三骶骨孔中；下髎在第四骶骨孔中。

解剖：在骶脊肌及臀大肌起部，第一~四骶骨孔处，有第一~四骶神经后支及其伴行的动、静脉。

（27）大杼

位置：第一胸椎棘突下旁开1.5寸处。

解剖：有斜方肌、菱形肌、上后锯肌、最深层为最长肌。在第一肋间动、静脉后支外侧有胸神经后支内侧支，深层为第一胸神经后支外侧支。

（28）风门

位置：第二胸椎棘突下旁开1.5寸。

解剖：有斜方肌、菱形肌、上后锯肌；有第二肋间动、静脉后支的内侧支。布有第二胸神经后支、内支皮支，深层为第二胸神经内支外侧支。

（29）肺俞

位置：第三胸椎棘突下旁开1.5寸。

解剖：有斜方肌、菱形肌、深层为最长肌。有第三肋间动、静脉后支的内侧支。布有第三胸神经后支的内侧支，深层为第三胸神经后支的外侧支。

（30）厥阴俞

位置：第四胸椎棘突下旁开1.5寸。

解剖：有斜方肌、菱形肌、深层为最长肌。布有第四肋间动、静脉后支的内侧支。正为第四胸神经后支的内侧支，深层为第四胸神经后支的外侧支。

（31）督俞

位置：第六胸椎棘突下旁开1.5寸处。

解剖：有斜方肌、背阔肌肌腱、最长肌。有第六肋间动、静脉后支的内侧支，深层为第六胸神经后支的外侧支。

（32）膈俞

位置：第七胸椎棘突下旁开1.5寸处。

解剖：在斜方肌下缘，有背阔肌、最长肌。有第七肋间动、静脉后支的内侧支。布有第七胸神经后支内侧支，深层为第七胸神经后支外侧支。

（33）肝俞

位置：在第九胸椎棘突下旁开1.5寸处。

解剖：在背阔肌最长肌和髂肋肌之间。有第九肋间动、静脉后支的内侧支。布有第九胸神经后支内侧支，深层为第九胸神经后支外侧支。

（34）胆俞

位置：第十胸椎棘突下旁开1.5寸处。

解剖：在背阔肌、最长肌和髂肋肌之间。有第十肋间动、静脉后支的内侧支。布有第十胸神经后支内侧支，深层为第十胸神经后支外侧支。

（35）脾俞

位置：在第十一胸椎棘突下旁开1.5寸处。

解剖：在背阔肌、最长肌、髂肋肌之间。有第十一肋间动、静脉后支的内侧支。布有第十一胸神经后支内侧支，深层为第十一胸神经外侧支。

（36）胃俞

位置：第十二胸椎棘突下旁开 1.5 寸处。

解剖：在腰背筋膜、最长肌和髂肋肌之间。有肋下动、静脉后支的内侧支。布有第十二胸神经后支内侧支，深层为第十二胸神经后支外侧支。

（37）三焦俞

位置：第一腰椎棘突下旁开 1.5 寸处。

解剖：在腰背筋膜、最长肌和髂肋肌之间。有第一腰动、静脉后支的内侧支。布有第十胸神经后支内侧支，深层为第一腰神经后支外侧支。

（38）肾俞

位置：第二腰椎急突下旁开 1.5 寸处。

解剖：在腰背筋膜、最长肌、髂肋肌之间。有第二腰动、静脉后支外侧支。布有第一腰神经后支的内侧支，深层为第一腰神经后支外侧支。

（39）气海俞

位置：第三腰椎急突下旁开 1.5 寸处。

解剖：在腰背筋膜、最长肌、髂肋肌之间。有第三腰动、静脉后支。布有第二腰神经后支内侧支，深层为第一腰神经后支外侧支。

（40）大肠俞

位置：第四腰椎棘突下旁开 1.5 寸处。

解剖：在腰背筋膜、最长肌和髂肋肌之间。有第四腰动、静脉后支。布有第三腰神经的后支。

（41）关元俞

位置：第五腰椎棘突下旁开 1.5 寸处。

解剖：在骶棘肌，有第五腰动、静脉后支，布有第五腰神经的后支。

（42）膀胱俞

位置：平第二骶后孔，骨正中线旁开 1.5 寸处。

解剖：在骶棘肌起部和臀大肌起始部之间。有骶外侧动、静脉的后支的外侧支。布有第一、二骶神经后支外侧支，并有交通支与第一骶神经交通。

（43）白环俞

位置：平骶骨孔，背正中线旁开 1.5 寸处。

解剖：在臀大肌、骶结节韧带下内缘。有臀下动、静脉，深层为阴部内动、静脉。布有臀下神经，其深层为阴部神经。

（44）肩中俞

位置：第七颈椎棘突下旁开2寸处。

解剖：在第一胸椎横突端，表层为斜方肌，深层为提肩胛肌。有颈横动、静脉。布有胸神经后支内侧支、肩胛背神经和副神经。

（45）肩外俞

位置：第一胸椎棘突下，距中线旁开3寸处。

解剖：在肩胛骨内侧角，表层为斜方肌，深层为提肩胛肌和小菱形肌。有颈横动、静脉。布有第六、七颈神经后支、肩胛背神经和副神经。

（46）阳纲

位置：在第十胸椎棘突下旁开3寸处。

解剖：在第十、十一胸椎棘突间的外方，背阔肌中。有肋肩动、静脉后支。布有胸神经后支。

（47）天髎

位置：在肩井穴下1寸处。

解剖：在肩胛骨的上部岗上窝中，表层为斜方肌，深层为岗上肌。有肩胛上动、静脉。布有锁骨上神经和副神经。

（48）肩贞

位置：在腋缝尽端上1寸处。

解剖：在肩胛骨后下方，肩胛骨外下缘，三角肌后缘，下层是大圆肌。有旋肱后动脉。深部有腋神经，浅部有臂背侧、内侧皮神经及肋间神经外侧皮支。

（49）肩髃

位置：三角肌上部的中点，肩峰与肱骨大结节之间，肩平举时凹陷处。

解剖：在肩峰与肱骨大结节，三角肌上部中央。有旋肱后动、静脉。布有锁骨上神经及腋神经。

（50）期门

位置：乳头正下方，肋骨边缘。

解剖：在第九肋软骨附着部下缘，浅层为腹外斜肌，中层为腹内斜肌，深层为腹横肌。有腹壁上动、静脉。布有肋间神经外侧皮支。

拔罐的取位原则

（一）就近拔罐

即在病痛处拔罐。这是由于病痛之所以出现，是因为局部经络功能之失调，如经气不通所致。在病痛处拔罐，就可以调整经络功能，使经气通畅，通则不痛，从而达到治疗疾病的目的。

（二）远端拔罐

就是在远端病痛处拔罐。远端部位的选择是以经络循环为依据，刺激经过病变部位经络的远端或疼痛所属内脏的经络的远端，以调整经气，治疗疾病。如牙痛拔合谷，胃腹疼痛拔足三里，颈椎疼痛拔足三里等。

（三）特殊部位拔罐

某些穴位具有特殊的治疗作用。因此，根据病变特点来选择拔吸部位。如：大椎、曲池、外关等有退热作用。如治疗发热时，可以在上述部位处拔罐。内关对心脏有双向调节作用，如心跳过缓、过急可以选择此穴。

（四）中间结合，强调脊椎

（1）颈椎部是指颈椎到胸椎的部位，主要治疗头部、颈部、肩部、上肢及手部的病变和功能异常。如头晕、头痛、颈椎病、落枕、肩周炎、手臂肘腕疼痛等。

（2）胸椎上部是指第一胸椎到第六胸椎的部位。主要治疗心、肺、气管、胸廓的病变。如心悸、胸闷、气短、咳喘、胸痛等病症。

（3）胸椎下部是指第七胸椎到第十二胸椎的部位，主要治疗肝、胆、脾、肠等器官的痛症。如肝区胀痛、胆囊炎、消化不良、急慢性胃炎、肠炎、腹痛、便秘等病症。

（4）腰椎部是指腰椎以下的腰椎部，主要治疗肾、膀胱、生殖系统、腰部、臀部、下肢各部位的病变。如肾炎、膀胱炎、痛经、带下、阳痿、腰椎增生、椎间盘带脱出、坐骨神经痛、下肢麻痹、瘫痪、疼痛等病症。

拔罐疏通经络之原理

拔罐是如何达到疏通经络效果的呢？

因为气血阴阳的亏损，风寒暑湿燥火的入侵，七情而导致"怒则气上，惊则气下，思则气结"，饥饱失常，疫毒等等，人体的正常的气血的循环受干扰，都容易导致经络受阻。就如湿气，湿在经络，必然导致经气运行不畅，进一步会表现为种种症状，此时拔罐，强行泄经络之气，在经络之气外泄的同时确实会带出部分湿气，表现为罐中雾气朦胧，甚至形成水滴，湿气被拔出时，因为湿气阻碍经络而导致的疾患会减轻，人会感觉舒服；但想想看：你的体内湿气为什么会超过正常？拔罐能够把湿气全拔出来吗？穴位在短暂的疏通后会不会再次受阻？湿气如此，其他情况也可以作此类似分析。

有人长期大量拔罐后，感觉指甲变红，不容易感冒等等，看似症状有所好转，却不知给自己埋下了更多的隐患。人体是一个完整的整体，"牵一发而动全身"，没有搞清楚疾病形成的原因，盲目大量长时间拔罐，强行使人体正气大量外泄，不仅很难达到治病的效果，反而受尽诸般苦后，会害了自己。

拔罐与中医的其他治疗方法一样，都是很好的，然而其使用必须在中医理论的指导之下，切不可不问缘由，盲目大量长时间拔罐。

拔罐疗法必选腧穴

拔罐疗法，是属于祖国传统医学外治方法的一种。因此，它亦是以中医辨证论治为依据，以经络为基础，结合现代医学理论，少而精地选取相应腧穴。现将必选腧穴叙述如下：

（1）全身肌病

必选腧穴：大椎、身柱。

（2）下半身疾病

必选腧穴：命门。

（3）呼吸系统疾病

必选腧穴：风门、肺俞、脾俞、中府、膻中。

（4）循环系统疾病

必选腧穴：心俞、厥阴俞、督俞、肝俞、脾俞、神道、灵台、巨阙。

（5）胃病

必选腧穴：膈俞、肝俞、脾俞、胃俞、中脘、上脘。

（6）肠道病

必选腧穴：脾俞、三焦俞、大肠俞、天枢、关元。

（7）肝胆疾病

必选腧穴：肝俞、胆俞、脾俞、中脘、至阳、期门、阿是穴。

（8）泌尿生殖系统疾病

必选腧穴：肝俞、脾俞、肾俞、膀胱俞、八髎、关元、中极。

（9）内分泌系统疾病

必选腧穴：肺俞、心俞、肝俞、脾俞、肾俞、中脘、关元。

（10）神经系统疾病

必选腧穴：心俞、厥阴俞、神道、灵台、肝俞、脾俞、肾俞。

（11）脑血管疾病

必选腧穴：心俞、厥阴俞、肝俞、脾俞、神道、灵台。

（12）运动系统疾病

必选腧穴：上肢范围：肩髃、肩贞、肩中俞、肩外俞、阿是穴。

下肢范围：肾俞、八髎、秩边、环跳、殷门、伏兔、风市、阿是穴。

腰部疾患：命门、肾俞、脾俞、阳关、殷门、阿是穴。

（13）高烧

必选腧穴：大椎、身柱、心俞、肝俞、肺俞、风门。

（14）妇科疾病

必选腧穴：肝俞、脾俞、大肠俞、关元、中极、八髎、阿是穴。

（15）五官科疾病

必选腧穴：风门、肺俞、肝俞、脾俞、阿是穴。

（16）皮肤科疾病

必选腧穴：风门、肺俞、肝俞、脾俞、阿是穴。

经络学说的应用

（一）诊断方面

（1）辨证分经：就是以经络的循行分布为依据，对照病症所在部位来诊断是属于哪一经络的病症，例如头痛在前额为阳明经病，在颞部为少阳经病，在枕部为太阳经病，在头顶部为足厥阴经病或督脉病。

此外，可以从疾病症状的异同，结合各经所属脏腑的生理病理特点，来辨别它是属于哪一经的病症。例如胸痛而伴有咳嗽、气喘等症的属于太阴肺经病；心前区痛而伴有心悸等症的属于厥阴心包经病。

（2）经络诊察：是近年来在经络学说的基础上发展起来的一些诊断方法，例如"经络穴位诊察法"和"经络电测量法"等。

经络穴位诊察法：是用手指按压背俞穴、募穴、郄穴、合穴等，检查这些穴位有无阳性反应，如压痛、皮下结节，或皮下组织有无隆起、凹陷、松弛和皮肤温度的变易等现象，以此分析推断属于哪一经的病变与疾病的性质（虚实）等，并有人将这种检查方法结合"穴位注射"称为"经络综合疗法"。

经络电测定法：是根据生物体对电反应特性的原理，用"经络测定仪"在十二经的井穴、原穴、郄穴、背俞穴等一些有代表性的穴位上测定皮肤导电量，从测出数值的高低中，分析各经气血的盛衰，作为临床诊断的参考。

（二）治疗方面

经络既为全身气血循行的通道，又与脏腑各部相连，对人体生理功能和病理过程都起着重要的作用。因此，在治疗方面也必然有其重要意义。针灸、拔罐是通过经络而发挥治疗作用的。

（1）经络和十二脏腑发病各有其具体症候，因而在诊断为某脏、某腑或某经脉的病变以后，即应在该经上选穴，这就是按经取穴的道理。

（2）经络循行各有一定的道路，因而当本经有病时，在该经循行的某些部位上反映出来的症状，就作为按经取穴时的理论依据。

（3）十二经脉纵贯上下，因而在治疗上就作为"病在上取之下，病在下取之上"的理论根据。例如足少阳胆经病发生的头痛，虽病在上，却取该经的足窍阴穴拔罐。

（4）十二经脉、十二脏腑都有阴阳表里关系，这是异经取穴的理论基础和根据。如手太阴肺经病取手阳明大肠经的穴位，或手阳明大肠经病取手太阴肺经的穴位拔罐治疗。

（5）经络循行是手之三阴从胸走手，手之三阳从手走头，足之三阳从头走足，足之三阴从足走腹胸的，因此可以采取迎随补泻法来进行拔罐治疗。

（6）奇经八脉各有所会，所以临床上可按八脉交会取穴拔罐治疗疾病。

（7）经络有交叉的关系，因而病在左而在右侧拔罐，反之亦然。如足阳明胃经的在承浆交叉，所以当左侧口眼歪斜可在右侧地仓穴、颊车等拔罐治疗。手阳明大肠经在人中交叉，因此，右侧牙痛可在左侧合谷穴拔罐、针灸、点穴，当有二经相交之穴，亦可治疗二经之病。

第四章　拔罐的速成操作方法

拔罐是一个简单且容易操作的中医疗法，其操作方法简单易学，只要注意好相关事项，便可在家做自己的医生了。在了解中医的基础上运用拔罐疗法，了解了拔罐的取穴位置后，就要说到拔罐的操作方法了。按照不同的分类方法，可以分出不同的拔罐方法。常用的拔罐方法有闪罐、走罐等。拔罐的时候要了解清楚注意事项，避免意外发生。

拔罐疗法的分类

拔罐的方法多种多样，按照排出罐内的空气介质，可分为火罐法、水罐法、抽气罐法等；按照拔罐的方式，可以分为走罐、闪罐、留罐、刺络拔罐、药罐法等。

一、按排气方法分类

按排出罐内的空气介质分类。

（一）火罐法

火罐法又叫拔火罐，是拔罐操作方法中较为常见的一种。主要是利用燃烧时火焰的热力排出罐内的空气，从而形成负压，然后将罐吸附在皮肤上。其中常用的排气方法有闪火法、投火法、贴棉法等。

闪火法：本法特别经济实用，一般先用稍粗的铁丝，一头缠绕石棉绳或线带，做好酒精棒。将酒精棒蘸取95%的酒精，用酒精灯或蜡烛燃着，将带有火焰的酒精棒一头，往罐底一闪，使罐内产生负压，马上撤出，并且迅速将火罐扣在应拔的部位上，即可吸住。

投火法：本法适用于侧面横拔部位。操作者首先用酒精棉球或纸片，燃着后投入罐内，乘着火力达到最旺时，迅速将火罐扣在应拔的部位上，随即就可吸住。这种方法吸附力很强，但由于罐内有燃烧物质，火球一旦落下很容易烫伤皮肤。因此，通常情况下，为了避免烫伤，应将薄纸卷成纸卷、纸条，燃烧到1/3时，便投入罐里，将火罐迅速扣在选定的治疗部位上。

贴棉法：本法适用于侧面横拔部位。首先取用大约0.5~1厘米的脱脂棉一小块，将其四周拉薄；然后蘸取少量酒精，并压平贴在罐内壁中下段或罐底；最后用火柴点燃后，将罐子迅速扣在选定的部位上。该法操作比较简单，但用此法需要注意棉花蘸取酒精不易过多，否则燃烧的酒精滴下时，容易烫伤皮肤。

（二）水罐法

水罐法是利用热水使罐内温度升高，形成负压，从而使罐吸附在皮肤上的拔罐治疗方法。

根据用水的方式不同，该法可以分为贮水罐、水煮罐和水蒸气罐。

水煮法：首先，将竹罐放在沸水中煮1~3分钟；然后，用消毒筷子或镊子将罐口朝下夹出来，口向下把水甩干净，迅速投入另一手持的毛巾中，把水吸干，立即扣在需要治疗的部位上，即可吸附于皮肤之上。扣罐之后，要把竹罐扣压在皮肤约半分钟，待其吸牢。

蒸气法：蒸气法就是利用水蒸气熏蒸竹罐，将其内部的气体排出来的方法。首先，要将水壶内的水煮沸，水最好不要太多，通常不宜超过半壶；同时在壶嘴处用硬质橡胶管连接，使水蒸气从壶嘴喷出。然后用竹罐口对准喷气口1~2分钟，随即扣在需要治疗的部位上，用手扣压半分钟，待其吸牢即可。

（三）抽气罐法

抽气罐法是指直接抽出罐内空气，使罐内形成负压的拔罐方法。抽气罐一般由注射用青霉素等药瓶制成。操作时，先将罐紧扣在需要治疗的穴位上，将注射器从橡皮塞处刺入罐内，抽出罐内的空气，产生负压，从而吸附在皮肤上。

二、按拔罐形式分类

按拔罐的方式分类。

走罐法

走罐法是指在罐被皮肤吸住后，在涂上介质而光滑的条件下反复推拉移动罐具，以扩大施治面积的拔罐方法。走罐法所使用罐具的罐口必须十分光滑，同时在操作前要先在所拔部位的皮肤或罐口上涂一层凡士林、润滑油等介质，以免拉伤皮肤。

刺络罐法

刺络罐法是指用三棱针或梅花针等针头刺破穴位或患病表皮皮肤显露的小血管，当其出血，然后立刻拔罐，也可采用先拔罐后刺血的方式。

药罐法

药罐法是指在拔罐前或后配合外用药物的一种拔罐方法。根据用药途径的不同，该法可分为药煮罐、药蒸气罐、药酒火罐、贮药罐、涂药罐、药面垫罐及药走罐等。

常用的拔罐方法

1. 常规拔罐疗法

主要有单罐和多罐两种方法。

单罐：用于病变范围较小或压痛点。可按病变的或压痛的范围大小，选用适当口径的火罐。如胃病在中脘穴拔罐；冈上肌肌腱炎在肩髃穴拔罐等。

多罐：用于病变范围比较广泛的疾病。可按病变部位的解剖形态等情况，酌量吸拔数个乃至十几个。如某一肌束劳损时可按肌束的位置成行排列吸拔多个火罐，称为"排罐法"。治疗某些内脏或器官的淤血时，可按脏器的解剖部位的范围在相应的体表部位纵横并列吸拔几个罐子。

2. 闪罐法

闪罐法是临床常用的一种拔罐手法，一般多用于皮肤不太平整、容易掉罐的部位。具体操作方法是用镊子或止血钳夹住蘸有适量酒精的棉球，点燃后送入罐底，立即抽出，将罐拔于施术部位，然后将罐立即起下，按上法再次吸拔于施术部位，如此反复拔起多次至皮肤潮红为止。通过反复的拔、起，使皮肤反复的紧、松，反复的充血、不充血、再充血形成物理刺激，对神经和血管有一定的兴奋作用，可增加细胞的通透性，改善局部血液循环及营养供应，适用于治疗肌萎缩，局部皮肤麻木酸痛或一些较虚弱的病症。采用闪火法注意操作时罐口应始终向下，棉球应送入罐底，棉球经过罐口时动作要快，避免罐口反复加热以致烫伤皮肤，操作者应随时掌握罐体温度，如感觉罐体过热，可更换另一个罐继续操作。

3. 留罐法

留罐法又称坐罐法，是指罐吸拔在应拔部位后留置一段时间的拔罐方法。此法是临床最常用的一种罐法。留罐法主要用于以寒邪为主的疾患、脏腑病、久病，部位局限、固定，较深者，多选用留罐法。如经络受邪（外邪）、气血瘀滞、外感表证、皮痹、麻木、消化不良、神经衰弱、高血压等病症，用之均有良效。

治疗实证用泻法，即用单罐口径大、吸拔力大的泻法，或用多罐密排、吸拔力大的，吸气时拔罐，呼气时起罐的泻法。

治疗虚证用补法，即用单罐口径小、吸拔力小的补法，或用多罐疏排、吸拔力小的，呼气时拔罐，吸气时起罐的补法。

留罐法可与走罐法配合使用，即先走罐，后留罐。

4. 走罐法

走罐法又称行罐法、推罐法及滑罐法等。一般用于治疗病变部位较大、肌肉丰厚而平整，或者需要在一条或一段经脉上拔罐。走罐法宜选用玻璃罐或陶瓷罐，罐口应平滑，以防划伤皮肤。具体操作方法是，先在将要施术部位涂适量的润滑液，然后用闪火法将罐吸拔于皮肤上，循着经络或需要拔罐的线路来回推罐，至皮肤出现瘀血为止。操作时应注意根据病人的病情和体质调整罐内的负压,以及走罐的快、慢、轻、重。罐内的负压不可过大,否则走罐时由于疼痛较剧烈,病人无法接受;推罐时应轻轻推动罐的颈部后边,用力要均匀,以防火罐脱落。

走罐法对不同部位应采用不同的行罐方法。腰背部沿垂直方向上下推拉;胸胁部沿肋骨走向左右平行推拉;肩、腹部采用罐具自转或在应拔部位旋转移动的方法;四肢部沿长轴方向来回推拉等。

5. 火罐法

火罐法属于传统方法,它利用燃烧时的热力,排去空气,使罐内形成负压,将罐具吸着于皮肤上。分为投火法、闪火法、贴棉法及架火法四种。

投火法:用蘸有95%浓度乙醇的棉球(注意,不可蘸得太多,以避免火随乙醇滴燃,烧伤皮肤)或纸片,点燃后投入罐内,迅速扣在所选的区域。扣时要侧面横扣,否则易造成燃烧的棉球或纸片烧伤皮肤。

闪火法:用镊子夹住乙醇棉球,点燃后,在罐内统一圈,立即抽出,将罐扣在施术部位上。

贴棉法:将二厘米见方的乙醇棉片贴敷于火罐内壁底部,点燃后迅速扣于穴区。

架火法:用一不易燃烧及传热的块状物(如青霉素瓶盖),上置一乙醇棉球,放在穴区,点燃后,扣以火罐。

上述各法中,以闪火法和架火法最为安全,用得较多。但闪火法要求动作熟练,否则火罐往往不易拔紧;在闪烧时不可烧燎罐口,以免烫伤皮肤。架火法吸力量大,然而操作较为繁琐。各人可以根据自己所熟悉的方法运用。

6. 水罐法

水罐法,是先在罐内装入1/3~1/2的温水,将纸或酒精棉球放在近瓶口处点燃,在火焰旺盛时投入罐内,并迅速将罐扣在应拔部位。在应用贮水罐时,若应拔部位不在侧面,操作者手法又不十分熟练时,应先设法使患者的应拔部位调整为侧位再拔罐(以免拔罐时水液漏出),待吸拔后再恢复到舒适体位(应防止在活动中因肌肉过度牵拉而脱罐)。但必须使罐底朝上,这样温水才能充分浸渍于受术的皮肤表面，发挥其温暖的刺激作用。之所以用温水，主要是在拔罐刺激的同时，以其温暖水汽来增强对局部的刺激，若温水过少，温暖刺激的时间就短，效应就差。小抽气罐的体积小，很适宜于头面部、手部等狭窄部位施术，但吸力较弱，若配以温水，刺激量就会大大增强，局部的治疗效应就更明显，可以缩短治疗时间。温水罐较适宜于局部寒冷不温、虚寒和寒实类病症，通过水的温度能进一步促进经气的畅行。另外，对于老年人和皮肤干皱者，用温水罐可润柔皮肤，不致发生局部疼痛或减轻疼痛。

7. 针罐法

先在一定的部位施行针刺，待达到一定的刺激量后，将针留在原处，再以针刺处为中心，拔上火罐。如果与药罐结合，称为"针药罐"，多用于风湿病。

8. 刺血拔罐法

用三棱针、陶瓷片、粗毫针、小眉刀、皮肤针、滚刺筒等，先按病变部位的大小和出血要求，按刺血法刺破小血管，然后拔以火罐，可以加强刺血法的效果。适用于各种急慢性软组织损伤、神经性皮炎、皮肤瘙痒、丹毒、神经衰弱、胃肠神经官能症等。

9. 挑痧拔罐法

挑痧拔罐法是拔罐与挑痧配合使用的一种疗法。使用时，先在选定的部位（经络穴位）拔罐（最好用走罐手法）。若留罐，时间应稍长、吸力应稍大，待皮肤上出现紫红或紫黑斑块后起罐，再在皮肤出现紫红或紫黑较明显处（一般此处皮下有硬节，或大或小）用消毒针挑刺。每个部位挑刺2~3下，以皮肤渗血、渗液为度。然后用消毒棉球拭干，亦可涂75%乙醇或碘酒。此法可用于中暑、郁痧、闷痧、感染性热病、风湿痹痛、痛经、神经痛等病症。

10. 药罐法

药罐法是拔罐法与中药疗法相结合的一种治疗方法，是以竹罐或木罐为工具，药液煎煮后，利用高热排除罐内空气，造成负压，使竹罐吸附于施术部位，这样既可起到拔罐时的温热刺激和机械刺激作用，又可发挥中药的药理作用，从而提高拔罐的治疗效果，在临床上可根据患者的病情不同辨证选择不同的中草药。具体操作方法是用特大号的陶瓷锅或一种特制的电煮药锅，先将中药用纱布包好，放入锅中，加入适量的水煎煮，煎出药性后，将竹罐或木罐放入煎好的中药中，煮10分钟左右（一般可根据药性决定煮沸时间），再用镊子或筷子将罐夹出，迅速用干净的干毛巾捂住罐口，以便吸去药液，降低罐口温度，保持罐内的热气，趁热迅速将罐扣在所选部位，手持竹罐稍加按压约半分钟，使之吸牢即可。本法的优点是温热作用好，可起到罐与药的双重作用，多用于风寒湿痹证。药罐法常用于治疗感冒、咳嗽、哮喘、风湿痛、溃疡病、慢性胃炎、消化不良、牛皮癣等。

11. 温罐疗法

温罐疗法指在留罐的同时，在治疗的部位上加用红外线、神灯、周林频谱仪等照射，或用艾条温灸患部及罐体四周，以提高疗效，又可防止患者着凉的方法。此法兼有拔罐和热疗的双重作用，多用于寒凉潮湿的季节，或有虚寒、寒湿的病症。

12. 刮痧拔罐法

刮痧拔罐法是刮痧与拔罐配合使用的一种治疗方法。一般可先刮痧后拔罐，亦可先拔罐后刮痧，前者较为常用。使用时先在选定的部位（穴位）皮肤上涂抹适量刮痧拔罐润肤油（或乳），用水牛角刮痧板进行刮痧，若与走罐手法配合，刮拭皮肤时间应略短，皮肤出现红色即可在其刮痧部位走罐；若与留罐手法配合，刮拭时间可稍长，待皮肤出现红、紫或紫黑色时，再行留罐，留罐部位可以是穴位（包括阿是穴），亦可是病灶点（刮痧后皮肤上红紫或紫黑明显处，用手触摸，皮肤下常有明显硬节或条索状物，压迫多有酸麻胀痛等反应）。一般认为，在病灶点处拔罐对疏通经络气血，调整脏腑功能有明显作用。此法广泛用于颈椎病、肩周炎、腰椎间盘突出症、腰肌劳损、坐骨神经痛、哮喘、膝关节疼痛和屈伸不利、高血压、痤疮等病症，均有显著疗效。

13. 艾灸拔罐法

艾灸拔罐法是艾灸与拔罐配合使用的一种手法。一般是先在选定部位进行灸法然后再拔罐,以艾灸的药物和温热作用来加强疏经通络、温经散寒、祛除寒湿、行气活血等功效,与拔罐同用可增强疗效。

14. 按摩拔罐法

按摩罐法是指将按摩和拔罐相结合的一种拔罐方法。两者可先后分开进行,也可同时进行。特别在拔罐前,根据病情先循经点穴和按摩,对于疼痛剧烈的病症及软组织劳损或损伤引起疼痛的患者,治疗效果十分显著。

15. 熨罐法

熨罐法也叫滚罐法,是在闪罐法的基础上演化而来的。当反复闪罐使罐体变热时,立即将罐体翻转,用温热的罐底按摩穴位或皮肤。使用熨罐法要掌握好罐的温度,温度过高容易烫伤皮肤,过低则达不到熨罐的效果。熨罐法可以与闪罐法配合使用,当闪罐法罐底发热时则可翻转罐体施用熨罐法,当熨罐法罐体变凉时即可翻转罐体采用闪罐法治疗。

16. 留罐法

留罐法又称坐罐法,是指罐吸拔在应拔部位后留置一段时间的拔罐方法。此法是临床最常用的一种罐法。留罐法主要用于以寒邪为主的疾患、脏腑病、久病,部位局限、固定、较深者,多选用留罐法。如经络受邪(外邪)、气血瘀滞、外感表证、皮痹、麻木、消化不良、神经衰弱、高血压等病症,用之均有良效。

17. 转罐法

转罐法与摇罐法相似,较摇罐法力量大,刺激性强。先用闪火法将罐拔于皮肤上,然后手握罐体,来回转动。操作时手法宜轻柔,转罐宜平稳,防止掉罐。转动的角度要适中,角度过大患者不能耐受,过小无法达到刺激量。由于转罐法对穴位或皮肤产生更大的牵拉刺激,加强了血液循环,增强了治疗效果,多用于穴位治疗或局部病症的治疗。注意罐口应平滑,避免转动时划伤皮肤。转罐法可与走罐法配合应用,在皮肤上涂适量的润滑油，可减轻疼痛。

18. 刺络拔罐法

刺络拔罐法是指刺络放血与拔罐配合应用的一种拔罐方法。是指用三棱针，皮肤针（梅花针、七星针等）刺激病变局部或小血管，使其潮红、渗血或出血，然后加以拔罐的一种方法。此法在临床治疗中较常用，而且适用证广，见效快，疗效好，具有开窍泄热、活血祛瘀、清热止痛、疏经通络等功能。凡属实证、热证者，如中风、昏迷、中暑、高热、头痛、咽喉痛、目赤肿痛、麦粒肿、急性腰扭伤、痈肿、丹毒等，皆可用此法治疗。此外，对重症、顽症及病情复杂的病人也非常适用，如对各种慢性软组织损伤、神经性皮炎、皮肤瘙痒、神经衰弱、胃肠神经痛等疗效尤佳。

方法：先在局部刺络出血，然后再进行拔罐，留罐5~10分钟左右取下，再用干棉球擦净皮肤即可。

起罐时的注意事项

起罐时，一般先用一手夹住火罐，另一手拇指或食指从罐口旁边按压一下，使气体进入罐内，即可将罐取下。若罐吸附过强时，切不可用力猛拔，以免擦伤皮肤。

【起罐时要注意】

（1）拔罐时要选择适当体位和肌肉丰满的部位。若体位不当、移动，骨骼凸凹不平，毛发较多的部位，火罐容易脱落，均不适用。

（2）拔罐时要根据所拔部位的面积大小而选择大小适宜的罐。若应拔的部位有皱纹，或火罐稍大，不易吸拔时，可做一薄面饼，置于所拔部位，以增加局部面积，即可拔住。操作时必须动作迅速，才能使罐拔紧、吸附有力。

（3）用火罐时应注意勿灼伤或烫伤皮肤。若烫伤或留罐时间太长而皮肤起水泡时，小的无须处理，仅敷以消毒纱布，防止擦破即可；水泡较大时，用消毒针将水放出，涂以烫伤油等，或用消毒纱布包敷，以防感染。

（4）皮肤有过敏、溃疡、水肿及心脏、大血管分布部位，不宜拔罐。高热抽搐者，以及孕妇的腹部、腰骶部位，亦不宜拔罐。

拔罐过程中的常见误区

火罐疗法，又称拔火罐，是借用杯罐的吸力，吸附于人体穴位或某个疼痛的局部，造成皮肤红晕、紫红而达到治疗目的。火罐疗法是祖国医学遗产之一，在我国民间使用很久。晋代医学家葛洪著的《肘后备急方》里，就有角法的记载。现在很多人使用拔罐的方法治疗疾病，但是拔罐作为一种医疗方法有着其奥妙之处，人们对其认识并不全面，经常会存在几个误区：

（1）拔火罐后马上洗澡

很多爱在浴池洗澡的人常说"火罐和洗澡，一个也少不了"。确实，温热的澡水和温热的火罐，洗完再拔，拔完再洗，想想都舒服。可是这顺序还真要注意，可以洗完澡后拔火罐，但是绝对不能在拔罐之后马上洗澡。

拔火罐后，皮肤处在一种被伤害的状态下，非常脆弱，这个时候洗澡很容易导致皮肤破损、发炎。而如果是洗冷水澡的话，由于皮肤处于一种毛孔张开的状态，很容易受凉。所以拔火罐后一定不能马上洗澡。

（2）时间越长效果越好

不少人说火罐这一拔最少要半小时，有的人认为拔出水疱来才能体现拔火罐的效果，尤其是一些老人持这样观点的比较多。而拔火罐真的是时间越长越好吗？

拔火罐根据火罐大小、材质、负压的力度各有不同。但是一般以从点上火闪完到起罐不超过十分钟为宜。因为拔火罐的主要原理在于负压而不在于时间，如果说在负压很大的情况下拔罐时间过长直到拔出水疱，这样不但会伤害皮肤，还可能会引起皮肤感染。

（3）同一位置反复拔

一次不成就拔两次，同一个位置反复拔，认为这样才能拔出效果。其实这样做，会对皮肤造成损坏，比如红肿、破损……那就得不偿失了。其实拔火罐的时候，可以在多个位置拔，以增加治疗效果。

(4)拔胸口、肚子

很多人认为：我哪里不舒服就拔哪里。肚子疼或者胸前不舒服，我就拔肚子、拔胸口。其实这样也是错误的。一般拔火罐最好不要拔胸前和肚子，因为这样拔是没有科学依据的。推荐的拔火罐位置主要是腰部、背部、肩膀。

第五章 拔罐的保健作用

除了治疗作用外，拔罐的保健作用也不容忽视。通过拔罐，不仅可以有效地减少发病几率，还可以达到"防"病的效果。

拔罐的保健作用概述

拔火罐是物理疗法中最优秀的疗法之一。其保健作用如下：

（一）解除肌肉疲劳

对于只顾忙碌工作而不顾休息的人或因客观原因造成不能充分休息的人来说，日积月累将会"积劳成疾"。因此，脑力劳动者长期伏案工作，容易造成项背部肌肉的慢性劳损；体力劳动过重者容易造成腰、腿、肩、肘等部的肌肉疲劳。而无论哪个部位的疲劳，均可利用拔罐的方法来解除，在疲劳、酸痛的部位进行拔罐，可以加速局部的血液循环及淋巴回流，增强局部组织的营养供应，促进有毒物质的排泄，从而解除疲劳状态。

（二）调整神经紧张

现代社会生活节奏加快，各行各业，各个领域的竞争激烈，再加上营养配置不合理，环境污染严重，体育锻炼少，活动空间狭窄，人们常常觉得身体疲惫，精神紧张，大脑疲劳。医学上称这种感觉为精神紧张综合征。拔罐疗法可以消除精神紧张，解除大脑疲劳。

（三）消除各种疼痛

"不通则痛，通则不痛"，这是中医治疗常说的话。祖国医学认为，疼痛主要是由于经络、气血、瘀滞不通所致。拔罐疗法具有疏通经络，行气活血，祛除瘀滞的作用。有些常见的疾病，如急性腰扭伤，落枕，头痛等疾病，不用出家门，利用局部拔罐法，可起到立竿见影止痛之效，所以拔罐法具有缓解疼痛，家庭保健的作用。

（四）抢救家庭急症

拔罐疗法具有祛病强身之效，操作简单，费用低廉，家庭常备，必有益处。尤其对于一些家庭急症的抢救，拔罐疗法具有独到之处，如中暑、鼻出血、虫蛇咬伤、小儿惊风、咽喉肿痛等疾病，拔罐治疗可立即缓解症状。

（五）防病健身，延年益寿

人随着年龄的增长，各个器官相继老化，疾病也会越来越多，即使没有疾病，随着机体的老化也会出现这样和那样的不适或不便。许多临床资料表明，大多数老年疾病都与血管硬化有关，如脑动脉硬化出现的老花眼，心脏动脉硬化出现的冠心病等等。另外，高血压、糖尿病、肾病综合征、肿瘤等都与血液循环有关。老年人血液黏滞度增高，血管壁增厚，管腔狭窄，血流缓慢，导致全身各个组织器官营养供应不足，毒性物质不能及时排出体外，附着在血管壁上，进一步使血管壁增厚变脆，管腔狭窄，同时毒性物质通过血管壁被组织器官重新吸收，所以容易引起许多疾病。

拔罐治疗法可以刺激血管壁收缩和舒张，增加血管壁的弹性，促进血液循环，增加全身各组织器官的营养供应，加速有毒废物的排泄，从而起到预防疾病，延年益寿的作用。

拔罐保健的要穴

（一）足三里

足三里是人体保健穴位之一，古人称之为"长寿穴"。有关足三里的经络理论已被大量现代研究所证实，足三里对大脑皮层功能有调节作用，对心血管功能、胃肠蠕动功能和内分泌功能以及免疫系统均有良好的促进作用。中医经络学认为，足三里所在的足阳明胃经是多气多血之脉，循行从头到足，纵贯全身，主要分布于头面、胸腹及下肢外侧的前缘。所以足三里不仅可以调节消化系统的功能，还可以治疗胃经循行所经过部位的病变，以及多种全身性疾病，如高血压、心脏病、胃肠病、糖尿病等。经常在足三里穴拔罐，就可起到保健作用。

（二）涌泉

涌泉穴是足少阴经第一个穴位，位于人体最下部足掌心处，体内湿毒之邪容易蕴集于此，不易排出，日积月累，阻塞经气，或随经气传至体内其他部位，造成许多疾病。涌泉穴拔罐可以排出体内的湿毒浊气，疏通足少阴肾经之经气。肾气旺盛，人体精力充沛，则齿固发黑，耳聪目明，延缓衰老。

（三）三阴交

三阴交为肝、肾、脾三条阴经交会之穴。肝藏血，脾统血，肾藏精，精血同源。肾为先天之本，脾为后天之本，先天之精有赖于后天的滋养，后天之精有赖于先天的促动。经常进行三阴交拔罐可调理肝、脾、肾三阴经之穴气，使先天之精旺盛，后天之精充足，从而达到健康长寿。

（四）神阙

神阙即是人体肚脐，它是人体保健及治疗的重要穴位之一。胎儿通过脐带从母体中获取营养，所以被称之为"生命之根蒂"。它是人体神气出入之门户，归属于任脉，为经气之海，五脏六腑之本。经常在神阙穴拔罐可起到健脾强肾，和胃理气，行气利水，散结通滞，活血调经的作用

（五）背俞穴

背俞穴均分布在足太阳膀胱经第一侧线上，在此条线上拔罐，可畅通五脏六腑之经气，调理五脏六腑生理功能，促进全身气血运行，是保健拔罐疗法的常用穴位。医学发现在背俞穴上拔罐，可通过对脊神经根的治疗，反射性地刺激中枢神经，调节神经系统的功能活动，从而增强机体的抗病能力。

（六）百会

百会别名三阳五会，头为诸阳之会，拔此穴或常按摩对脑血管病的预防和治疗有明显功效。其提升作用显著，对脏器下垂有特效。本穴位拔罐时常需要理发，否则密封效果不好，影响疗效。

百会穴位于头部中线与两耳尖连线交叉点。其作用是平肝熄风，清热开窍；升阳益气，醒脑宁神。

（七）大椎

大椎属督脉，在第七颈椎与第一胸椎突出正中处，低头时明显，为手足三阳经与督脉的交会处。大椎位于人体背部极上，故为阳中之阳穴，具有统领一身阳气，联络一身阴气的作用。常拔此穴，具有调节阴阳，疏通经络，行气活血，清热解毒，预防感冒，增强身体免疫力的功效。

（八）内关

内关为手厥阴心包经的一个重要穴位，位于掌侧腕横纹上，掌长肌腱与桡侧腕屈肌腱之间。有宁心安神，理气和胃，疏经活络等作用。常拔此穴，使心包经气血畅通，对心血管疾病的预防和治疗有重要作用。又因手厥阴心包经历经上、中、下三焦，对肺脏、胃肠道疾病也有很好疗效。

（九）合谷

合谷就是俗称"虎口"的部位。属手阳明大肠经，手阳明大肠经从手出发，沿手臂外侧，一直到头面部。合谷有清泄阳明，祛风解毒，疏经通络，镇痛开窍之功用。经常拔罐可使牙齿健康，也可以治疗牙痛、面部疾病。也能保持大便畅通，有利于排出毒物、废物，起到养颜、抗衰老的作用。

补肾壮阳

中医认为"肾为先天之本"，肾具有藏精气、主骨、生髓通于脑、司二便的作用，与人体衰老有密切的关系。因此用拔罐方法补肾壮阳（女性可提高性功能）也是中老年人应常做的重要方法之一。

【选穴】

肾俞、关元、关元俞、太溪。

【操作方法】

留罐法。用大小合适的罐吸拔在上述穴位,留罐10~15分钟。每周拔罐3次,4周为1个疗程。

健脾和胃

脾胃为"水谷之海",是气血生化之源。人们吃的食物由胃来消化,而其中之一的营养物质却靠脾来运化。因此脾胃功能正常,才能气血旺盛,所以,用拔罐疗法健脾和胃,也能达到强身健体的作用。

【选穴】

脾俞、胃俞、中脘、章门、阳陵泉、三阴交、足三里。

【操作方法】

留罐法。选以上3~5个穴位,留罐10~15分钟,隔2~3天1次,1个月为1疗程。

益智健脑

大脑为人体的中枢,选择适当的经穴,用拔罐疗法进行健脑对经常用脑的人大有裨益,还可以预防老年痴呆症。

【选穴】

太阳、心俞、肝俞、肾俞、内关、足三里、三阴交。

【操作方法】

留罐法。选以上3~5个穴位,留罐10~15分钟,隔2~3天1次,1个月为1疗程。

腰腿疼痛

拔罐疗法对于防止和缓解腰腿痛有明显作用，对于陈旧性腰腿痛亦有巩固疗效，保障活动功能的作用。由于腰腿痛构成的因素很复杂，特别是许多继发性腰腿痛的原始性病会有着不同的禁忌，尽管刺络、拔罐等传统保健医学手段有着很好的辅助治疗作用，但实际操作时应断清病症，有利于鉴别使用，当慎之。

（一）寒湿腰腿痛者

主症：为腰腿部冷痛并伴有重着感，转侧不利，喜按喜暖，遇寒或气候变化时加剧，疼痛发作似折如拨，膝部腘窝处如凝结，牵及足趾疼痛，舌苔白腻脉沉而迟缓。

治法：温经、通络、止痛。

取穴：分为三组穴位。

（1）大肠俞，环跳、委中、昆仑；

（2）加入位肾俞、气海俞；

（3）加环跳、风市、阳陵泉、飞扬穴。

操作：选用相对大口径的玻璃罐，可以单罐法留罐10~15分钟，对于肌肉丰隆处如环跳穴、风市穴且寒湿痹痛症状明显者亦可用多罐法留罐。对于飞扬穴及腿部肌肉丰隆处，也可用推罐法往返操作3~5遍，并可用推罐法循足少阳胆经循行路线或股四头肌，腿外侧等推罐法留罐。第一组穴位为循经取穴法，本着"经脉所过，主治所宜"之理。取第二组穴位为增强通经法寒止痛之功。取第三组穴位是飞扬穴为止下肢疼痛之有效穴，余穴为治疗足少阳胆经经气闭阻之痛，故取风市、阳陵泉以疏解少阳经脉，通则不痛。

（二）肾虚腰腿痛者

主症：以酸软为主，喜按喜揉，腰膝无力，遇劳更甚，卧则减轻，反复发作，其痛隐隐，偏阳虚者，见少腹拘急，面色㿠白，手足不温，舌淡脉沉细；偏阴虚者，则心烦失眠，口燥咽干，面色潮红，手足心热舌红脉弦细数。

治法：偏阳虚者补肾助阳；偏阴虚者滋阴。

取穴：分为三组穴位。

（1）大肠俞、环跳、委中；

（2）偏阳虚者：肾俞、足三里、昆仑；

（3）偏阴虚者：秩边、三阴交、太溪。

操作：取大口径玻璃罐用单罐法对第一组穴位留罐 10~15 分钟，若偏阳虚者同法第二组穴位操作留罐，若偏阴虚者同法第三组穴位操作留罐。其中第二组穴位取足三里穴为足阳明胃经之合，昆仑穴为足太阳膀胱经经穴，配肾俞穴以助阳温经止痛。第三组穴位取三阴交穴配太溪穴在于滋补肝、肾、脾三脏之阴，佐以秩边为荣养筋脉以止痛。

（三）瘀血腰腿痛者

主症：以腰腿疼痛如刺，痛有定处，轻则俯仰不便，重则因痛剧而不能转侧，痛处拒按。舌质紫暗，或有瘀斑瘀点，脉涩。许多腰腿痛患者有外伤史或扭挫腰腿病因病史。

治法：活血化瘀，理气止痛。

取穴：血海、膈俞、大肠俞、环跳、三阴交、期门、肾俞、秩边、承山穴。

操作：取大号玻璃罐选上述穴位中肌肉丰隆处施以单罐法操作，留罐 10~15 分钟。对于下肢痛症明显者，沿环跳穴始循经下行推罐，返往 3~5 遍。取上述穴在于理气化瘀活血以通经止痛。

刺络拔罐疗法：取环跳、大肠俞、委中、阳陵泉穴。操作时每次取 1~2 穴，用三棱针点刺 3~5 点，取大号玻璃罐，闪火法拔之，出血量 5~10 滴，用于疼痛急性发作，有缓急解疼之效。暗示疗法作用，通过病人饥时或餐前的操作，起到提示病人自觉控制食量的心理效应，同时也确实引起下丘脑摄食中枢的调节反应。

解毒排毒

皮肤内的汗腺和皮脂腺都有分泌和排泄的作用,拔罐所产生的负压可使汗腺和皮脂功能加强,协助和加强了肾脏排泄体内新陈代谢的废物;同时也可使皮肤表层衰老细胞脱落;负压使皮肤表面产生微气泡溢出,排除组织血液的"废气",加强了局部组织的气体交换,从而使体内的废物、毒素加速排出,加强了新陈代谢。

临床观察结果表明,拔罐对神经系统、内分泌系统、消化系统、性腺及生殖系统的功能具有双向良性的调节、调整作用。由于拔罐使各系统得到有效的调节,使之趋于良好的功能状态,促进机体的新陈代谢,加强循环血流量,净化血毒,减少多余热量在体内的转化,防止脂肪、毒素、垃圾的沉积,从而达到减肥、濡养、润泽、美颜的效果。尤其发疱排毒拔罐疗法能有效地将积累体内的毒素排出体外,同时也增强身体天生的生理性排毒功能。从而给身体创造了一个洁净通畅的内部环境,才能让身体摆脱毒素的困扰,使之每时每刻都充满活力。

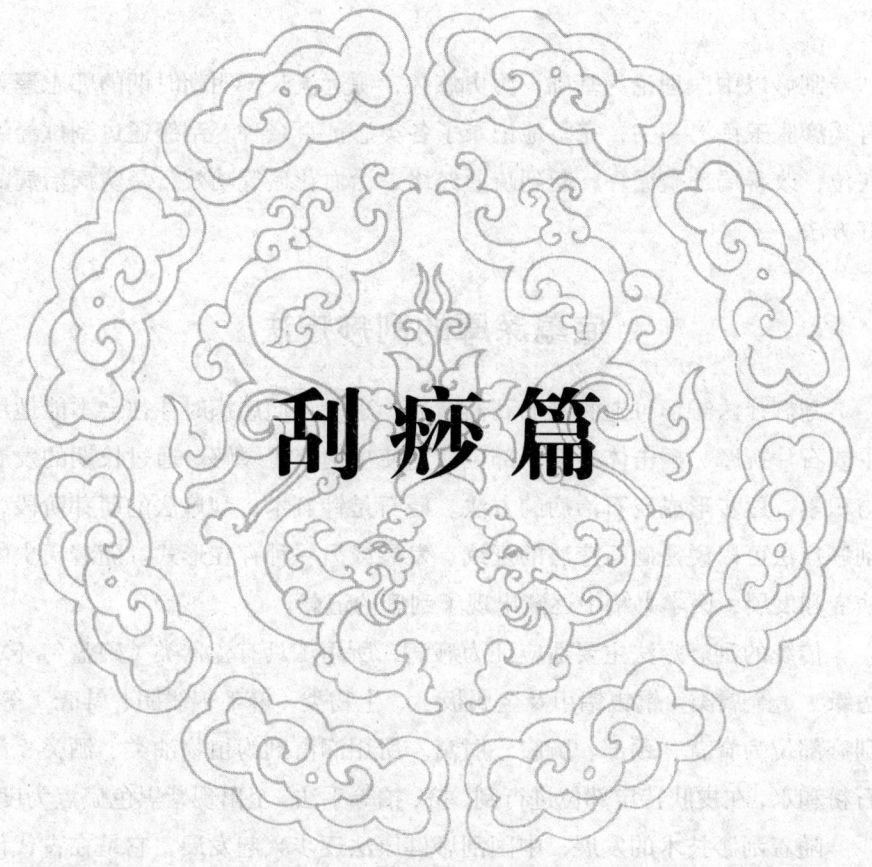

刮痧篇

第一章 了解刮痧及其基本原理

刮痧以中医理论为基础，历史悠久，源远流长。明朝时期的郭志邃著有《痧胀玉衡》一书，完整地记录了各类痧证百余种。刮痧通过刮拭经络穴位，改善局部微循环，起到疏通经络、活血化瘀等功效，是防病治病的好方法。

底蕴深厚的刮痧疗法

刮痧疗法雏形可追溯到旧石器时代。当时人们患病时往往会本能地用手或石片抚摩、捶击体表某一部位，竟使疾病获得缓解。通过长期的发展与积累，逐步形成砭石治病的方法。砭石是针刺术、刮痧法的萌芽阶段，刮痧疗法可以说是砭石疗法的延续、发展或另一种存在形式。随着历史的演变和发展，医学书籍中逐渐出现了刮痧的记载。

传统的刮痧疗法主要适应证为痧病，所用工具有瓷器类（碗盘勺杯之边缘）、金属类（铜银铝币及金属板）、生物类（麻毛棉线团、蚌壳）等，刮痧部位为脊背、颈部、胸腹、肘窝。所用润滑剂为植物油类、酒类、滑石粉和水，在皮肤特定部位进行刮、挤、拍等手法，至出现紫黑色瘀点为度。

随着刮痧技术的发展，中国刮痧健康法逐步兴起发展，它是在古代传统刮痧疗法的基础上发展衍变而来。中国刮痧健康法是以中医脏腑经络学说为理论指导，集针灸、按摩、点穴、拔罐等中医非药物疗法之所长，所用工具是水牛角为材料制作的刮痧板，对人体具有活血化瘀、调整阴阳、舒筋通络、调整信息、排除毒素、自家溶血等作用，既可保健又可治疗的一种自然疗法。它是中医学的重要组成部分，其内容包括刮痧方法、经络、俞穴及临床治疗等部分。刮痧由于具有适应证广、疗效明显、操作方便、经济安全等优点，已经越来越多的受到广大患者的欢迎。

中国刮痧健康法是在传统刮痧疗法基础上的继承发展。现代科技的发展使刮拭工具外部构造表面光洁等方面更加适合人体各部位刮痧的需要，而且以水牛角为材料的刮痧板更加体现了刮痧自然之法的特点。水牛角质地坚韧、光滑耐用、加工简便，避免了金属类器械所造成的疼痛、易伤皮肤、产生静电等不良反应，亦避免了瓷器类、生物类器械易碎、不易携带等因素，还避免了现代化学用品如塑料品给人体皮肤上造成的危害。

中国刮痧健康法不仅在刮痧工具选择上更为合理，更在刮痧手法上结合按摩、点穴、杵针等手法，使刮痧成为不直接用手便有按摩、点穴的作用，不用针刺入肉便可起到针刺的效果，不用拔罐器便有和拔罐类似的疗效。由于不断地完善和改进，中国刮痧健康法的治疗范围在传统刮痧疗法主要治疗痧病的基础上更加扩大，已能治疗内科、妇科、男科、儿科、外科、皮肤科、伤科、眼科等11大类400多种病症。在理论方面中国刮痧健康法是以中医脏腑经络学说为理论指导，较传统刮痧疗法之经验方法亦有系统提高。

刮痧疗法经过漫长的历史发展，已由原来粗浅直观单一经验的治疗方法发展到今天有系统中医理论指导，有完整手法和改良工具，适应病种广泛，既可预防保健又可治疗的一种自然疗法。中国刮痧健康法以其易学、易会、易行、疗效明显的特点必将为人类健康事业做出卓越的贡献。

刮痧疗法的作用机理

刮痧，是用刮痧板蘸刮痧油在人体选取一定的部位反复刮动，摩擦患者皮肤，以治疗疾病的一种方法。

刮痧是根据中医十二经脉及奇经八脉、遵循"急则治其标"的原则，运用手法强刺激经络，使局部皮肤发红充血，从而起到醒神救逆、解毒祛邪、清热解表、行气止痛、健脾和胃的效用。

刮痧施术于皮部对机体的作用大致可分为两大类，一是预防保健作用，二是治疗作用。

1. 刮痧是如何预防保健的

刮痧疗法的预防保健作用又包括健康保健预防与疾病防变两类。刮痧疗法作用部位是体表皮肤，皮肤是机体暴露于外的最表浅部分，直接接触外界，对外界的湿、热、风、寒等毒邪起适应与防卫作用。皮肤所以具有这些功能，主要依靠机体内卫气的作用。卫气出于上焦，由肺气推送，先循行于皮肤之中，卫气调和，则"皮肤调柔，腠理致密"（《灵枢·本脏》）。健康人常做刮痧（如取背俞穴、足三里穴等）可增强卫气，卫气强则抵御外邪能力强，外邪不易侵表，机体自可安康。若外邪侵表，出现恶寒、发热、鼻塞、流涕等表证，及时刮痧（如取肺俞、中府等）可将表邪及时祛除，以免表邪不祛，蔓延进入五脏六腑而生大病。

痧是什么？刮痧时，刮板向下的压力会使微循环障碍部位瘀滞的血液从毛细血管壁的间隙渗出于血脉之外，暂留在皮下组织和肌肉组织之间，这些含有体内毒素的离经之血就是我们看到的痧。

刮拭瞬间所出现的痧迅速改变了血管腔内血液的瘀滞状态，减轻了血管腔内的压力，使含有营养物质的新鲜血液畅行无阻，也将代谢废物及时带走。局部组织不再受代谢废物瘀滞和新鲜营养无法获得之苦，就可维持良好的内循环和生命活力，远离疾病了。

肌体在亚健康的未病状态或脏腑器官有病理改变时，相关部位的微循环均会有异常改变。只要出现微循环障碍，无论有无自觉症状，刮痧都可起到保健作用。

刮出之痧颜色逐渐变浅，最后消失，皮肤恢复正常颜色。刮出的痧哪里去了？用现代医学免疫学的理论来分析退痧的现象和过程：痧的消失不是毒素被身体吸收了，而是毒素被身体内具有免疫功能的细胞分解排出体外了。

痧是渗透到血脉之外，存在于组织之间、皮肤之下的离经之血。这些离经之血被身体视为异物，交给具有免疫功能的淋巴细胞及血液中的吞噬细胞来识别、化解，最终通过呼吸、汗液、尿液等途径排出体外。

免疫系统是身体的防卫部队，免疫力低下是身体生病的主要原因之一。而刮痧正可以增强免疫力，经常刮痧，清除痧的过程可以激发免疫系统的功能，使体内免疫细胞得到锻炼，排异能力增强，可以有效、快速清除病理产物，提高肌体的应激能力和组织创伤的修复能力。这是刮痧的另一个重要的保健作用，这一点对免疫机能逐渐下降的现代人尤为重要。

小知识

> **认识身体里的清道夫**
>
> 人体血液、淋巴液和组织间液中有多种防御因素，能对体内异物，即非正常组织、外来组织有识别能力和排除能力。免疫系统中的淋巴细胞及血液中的吞噬细胞就有这样的功能。它们将识别出来的异物中和、吞噬、分解，通过复杂的生化过程排出体外，因其具有净化体内环境的作用，故被称为体内的清道夫。

2. 刮痧治病的科学机理

"痧症"是中医书上常见的病名。现代认为"痧"，就是用特定的工具在病人身上循经走穴刮拭后，皮肤很快出现一些紫红颜色，类似细沙粒的点，人们据此将其取名为"痧症"。"痧"就是体内毒素瘀积、阻塞，一旦"不通"，病症便随之而来。"痧毒"由无法消化的食物或无法排除的代谢废物累积而成，人体痧毒瘀积到一定程度，除了血液循环可能受阻外，还有许多液体的循环也可能受阻，如淋巴液、细胞外液、组织间液等。用西方医学的观点解释，一旦液体流动受阻，就容易产生慢性筋膜炎，会感觉局部肌肉僵硬。而刮痧就如同按摩，可以促进体内液体的循环，避免阻塞。

早在明代医学家张凤逵的《伤暑全书》中，对于"痧症"这个病的病因、病机、症状都有具体的描述。他认为，毒邪由皮毛而入，可以阻塞人体的脉络，阻塞气血，使气血流通不畅，毒邪由口鼻吸入的时候，就阻塞络脉，使络脉的气血不通。这些毒邪越深，郁积得越厉害，发病就越剧烈，对于这种情况，就必须采取急救的措施，即可以用刮痧放血的办法来治疗。

刮痧疗法就是将刮痧器皿在表皮经络穴位上进行刮治，刮出皮下出血凝结成像米粒样的红点为止，通过这种出痧的方式来排除体内毒素。刮痧后通过发汗使毛孔张开，痧毒（也就是体内毒素）随即排出体外，从而达到预防和治愈疾病、增强体质的目的。

3. 刮痧疗法的六大治疗作用

刮痧的治病作用可表现在以下六个方面：

活血祛瘀

刮痧可调节肌肉的收缩和舒张，使组织间压力得到调节，以促进刮拭组织周围的血液循环。增加组织的血液流量，从而起到"活血化瘀""祛瘀生新"的作用。

调整阴阳

刮痧对内脏功能有明显的调整阴阳平衡的双向作用，如肠蠕动亢进者，在腹部和背部等处使用刮痧手法可使亢进者受到抑制而恢复正常。反之，肠蠕动功能减退者，则可促进其蠕动恢复正常。这说明刮痧可以调整脏腑阴阳的偏盛偏衰，使脏腑阴阳得到平衡，恢复其正常的生理功能。

舒筋通络

肌肉附着点和筋膜、韧带、关节囊等软组织受损伤后，可发出疼痛信号，通过神经的反射作用，使相关组织处于警觉状态，肌肉的收缩、紧张甚至痉挛便是这一警觉状态的反映，其目的是为了减少肢体活动，从而减轻疼痛，这是人体自然的保护反应。此时，若不及时治疗，或是治疗不彻底，损伤组织可形成不同程度的粘连、纤维化或疤痕化，以致不断地发出有害的刺激，加重疼痛、压痛和肌肉收缩紧张，继而又可在周围组织引起继发性疼痛病灶，形成新陈代谢障碍，进一步加重"不通则痛"的病理变化。

临床经验得知，凡有疼痛则肌肉必紧张；凡有肌紧张又势必疼痛。它们常互为因果关系，刮痧治疗中，消除了疼痛病灶，肌紧张也就消除；如果使紧张的肌肉得以松弛，则疼痛和压迫症状也可以明显减轻或消失，同时有利于病灶修复。

刮痧是消除疼痛和肌肉紧张、痉挛的有效方法，主要机理有：

一是加强局部循环，使局部组织温度升高，增加组织血液循环；

二是在用刮痧板为工具配用多种手法直接刺激作用下，提高了局部组织的痛阈；

三是经脉的分支为络脉，皮部又可说是络脉的分区，故《素问·皮部论》

又说:"凡十二经络脉者,皮之部也。"皮部之经络的关系对诊断、治疗疾病有重要意义。《素问·皮部论》说:"皮者脉之部也,邪客于皮则腠理开,开则邪客于络脉,络脉满则注于经脉,经脉满则舍于府藏也。"这是指出病邪由外入内,经皮部积聚于经脉之中。通过用刮痧板为工具配用多种手法刺激皮部,刺激通过皮部传导到深部静脉之中,从而解除深部肌肉的紧张痉挛,以消除疼痛。

信息调整

人体的各个脏器都有其特定的生物信息(各脏器的固有频率及生物电等),当脏器发生病变时有关的生物信息也会随之发生变化,而脏器生物信息的改变可影响整个脏器系统乃至全身的机能平衡。

刮痧可以产生各种刺激或各种能量,并以传递的形式作用于体表的特定部位,产生一定的生物信息,通过信息传递系统输入到相关脏器,对失常的生物信息加以调整,从而起到对病变脏器的调整作用。这是刮痧治病和保健的依据之一。如用刮法、点法、按法刺激内关穴,输入调整信息,可调整冠状动脉血液循环,延长左心室射血时间,使心绞痛患者的心肌收缩力增强,心输出量增加,改善冠心病心电图的 sT 段和 T 波,增加冠脉流量和血氧供给等。如用刮法、点法、按法刺激足三里穴,输入调整信息,可对垂体、肾上腺髓质功能有良性调节作用,提高免疫能力和调整肠运动等作用。

排除毒素

刮痧过程(用刮法使皮肤出痧)可使局部组织形成高度充血,血管神经受到刺激使血管扩张,血液及淋巴液流动加快,吞噬作用及清除力量加强,使体内包含毒素和废物的离经之血加速排除,组织细胞进一步得到营养,使血液得到净化,全身抵抗力得到增强,从而达到减轻病势,促进康复的目的。

行气活血

气血通过经络系统的传输对人体起着濡养、温煦等作用。刮痧作用于肌表，使经络通畅，气血通达，则瘀血化散，凝滞固塞得以崩解消除，全身气血通达无碍，局部疼痛得以减轻或消失。

现代医学认为，刮痧可使局部皮肤充血，毛细血管扩张，血液循环加快；另外刮痧的刺激可通过神经—内分泌调节系统改变血管舒、缩功能和血管壁的通透性，增强局部血液供应而改善全身血液循环。刮痧出痧的过程是一种血管扩张渐至毛细血管破裂，血流外溢，皮下局部形成瘀血斑的现象，血凝块(出痧)不久即能溃散，起到自体溶血作用，这时候便形成一种新的刺激素，能加强局部的新陈代谢，有消炎的作用。

自家溶血是一个延缓的良性弱刺激过程，其不但可以刺激免疫机能，使其得到调整，还可以通过向心性神经作用于大脑皮质，继续起到调节大脑的兴奋与抑制过程和内分泌系统的平衡。

刮痧保健的五大特点

用刮痧治疗常见病有五大特点：简便；安全；疗效迅速；性价比高；应用范围广。下面逐一介绍之：

1. 简便

所用工具简单：只需一块薄厚合适、材质无害、表面光滑、使用起来顺手的小刮痧板和适量润滑剂。

操作方法简单：只需掌握人体各部位的基本刮拭操作，随时随地可以进行，受限少。

2. 安全

俗话说"是药三分毒"，刮痧不用针药，只需在皮肤表面刮拭身体的特定部位，就可达到改善微循环、活血化淤、防治疾病的效果，对身体没有任何损伤，更不会出现由某些药物导致的副作用。

3. 疗效迅速

"不通则痛，通则不痛"这是中医对疼痛病理变化认识的名言。"不通"指经络气血不通畅，实践证明，经络气血不通畅不仅可以引起疼痛，也是众多病症的原因。刮痧以出痧速通经脉的治疗方法可以形象地感知这句至理名言。刮拭过程中随着痧的排出,经脉瞬间通畅,疼痛及其他不适感立刻减轻,甚至消失。人们常常用立竿见影来形容刮痧的效果。

4. 性价比高

刮痧只需一块板、一小瓶刮痧油即可,花费不过百元,疗效却很显著。特别是对于疼痛性疾病和神经血管功能失调的病症,效果迅速,对各种急、慢性病也有很好辅助治疗效果。而且一次投资,多次享用。

5. 适应范围广

目前刮痧已广泛用于治疗各种常见病,凡适用于针灸、按摩、放血疗法的病症均适应于刮痧疗法,以血液循环淤滞为特征的各种病症更是刮痧的最佳适应证,而且对某些疑难杂症也有意想不到的疗效。

刮痧是适合现代人体质特点的养生绝技

"因瘀致虚"是现代人的体质特点。现代人常常摄入过量肥甘油腻的食物而使肠胃负担过重,加之生活不规律,工作压力大,用脑过度,体力活动少,睡眠不足等,身体很容易出现疲劳、内分泌紊乱、代谢紊乱,使体内环境代谢废物积聚过多淤滞脉络而阻碍气血运行,导致微循环障碍。久而久之不仅影响人体健康,甚至可诱发疾病。刮痧可以快速排毒解毒,改善微循环,活血化瘀,增强免疫调节功能,清洁体内环境,是适合现代人体质特点的养生绝技。

1. 快速排毒解毒,预防各种慢性病

体内毒素是导致脏腑功能失调的病理产物,既污染体内环境,又阻滞经络气血运行,也是疾病发生、发展的重要诱因,如不及时治疗,会出现严重的微循环障碍、代谢异常而产生各种疾病。

体内毒素引起的症状或疾病:肌体各种亚健康症状以及高脂血症、糖尿病、心脑血管疾病、乳腺增生、痛经、肠胃病、骨关节疼痛、免疫功能异常、

炎症等。

在体内毒素积聚的部位刮痧就会有痧出现。刮拭出痧可将含有内毒素的血液以痧的形式排出血管之外。出痧还有消炎杀菌的作用。与药物不同，刮痧的消炎杀菌作用是通过调整肌体气血运行，改善微循环，增强淋巴细胞、白细胞的吞噬能力，促使体内废物、毒素加速排泄，以自身新陈代谢能力和调节能力增强而消炎杀菌的。

2. 快速清洁体内环境，抗衰美容

当某脏腑器官处于亚健康或出现病理改变时，新陈代谢速度随之减慢，代谢产物不能及时通过正常渠道排出，就会污染内环境导致早衰。

内环境污染引起的症状或疾病：面色晦暗、口渴、口臭、便秘、尿黄、急躁易怒、食欲减退或头晕、疲劳、失眠健忘等各种症状。

刮痧使皮肤汗孔开泄并出痧，可直接快速地排除血液中的代谢产物，推动经络气血的运行，促进新陈代谢，改善微循环，清洁、净化肌肤和脏腑内环境。刮拭躯干四肢部位经穴和全息穴区，可以调理脏腑，恢复和增强肌体自身的排泄功能，通过利尿、通便、发汗等途径，及时排泄代谢产物。

3. 增强免疫调节功能，提高抗病能力

竞争压力及吸烟、酗酒、熬夜等不良的生活方式严重影响了现代人的免疫调节功能。舒适的生活环境，使肌肉的收缩力减弱，自身的应激能力和调节功能下降；精加工的食物，使胃肠的蠕动能力降低；严重的空气污染刺激呼吸道，污染血液。由此带来的结果是人们同样易患感冒、哮喘、过敏性疾病、传染性疾病以及免疫调节功能异常。

人体血液、淋巴液和组织间液中有许多具有免疫功能的淋巴细胞及血液中的吞噬细胞，对体内异物（非正常组织、外来组织）有识别和排除的能力，被称为体内的"清道夫"。刮拭所出的痧会很快被它们识别出来并排出体外。经常刮痧，出痧和退痧的过程可以激活肌体的免疫细胞，使体内清道夫的排异能力增强，有效、快速清除病理产物。

4. 快速活血化瘀、消除身体疼痛

中医认为，经络气血"不通则痛"，气滞血瘀是引发疼痛性疾病的重

要原因。比如头痛、颈肩腰腿痛、胃肠痉挛性疼痛、神经痛等各种疼痛性疾病。气滞血瘀还可以引起头晕目眩、疲乏无力、气短胸闷、痤疮、黄褐斑、面色萎黄或晦暗等各种亚健康症状。

刮痧疗法的特点是"以通为补""以泄为补",而不是从外部向体内补充营养物质。刮拭刺激皮肤,使汗孔开泄,迅速出痧,疏通经脉,活血化瘀,排毒解毒。血脉畅通,气血运行通达五脏六腑,即可以及时为细胞补充氧气和各种营养素。

刮痧是自我诊断治疗和自我美容的妙法

刮痧之所以在民间广泛流传,经久不衰,除了它具有安全速效、好学好用、操作简便的特点以外,还和它能帮助人们自我诊断健康状况,自我防病治病、自我养颜美容分不开。

1. 自我诊断健康状况

刮痧可以根据痧象(出痧的多少,所在的部位,颜色深浅)和刮拭过程中的阳性反应(局部有无疼痛、疼痛轻重、疼痛性质,刮痧时刮板下有无障碍和阻力)诊断对应脏腑器官的健康状况,具有操作简便、超前诊断、诊断和治疗同步进行、无毒副作用等特点。

2. 自我防病治病

气血是构成人体和维持生命活动的基本物质之一。气血运行通畅,人体就能保持健康;气血运行不畅,则组织器官缺氧,细胞早衰,影响人体健康。刮痧具有疏通经络,畅达气血,营养细胞等作用,有预防疾病、防衰抗老的效果。

3. 自我养颜美容

刮痧可以活血化瘀,排除体内毒素,清洁净化内环境的作用。刮痧使肌肤局部的毛细血管扩张,局部组织血容量增多,血液循环加快而产生热效应。这种热效应使皮肤新陈代谢活跃,有利于受损组织的修复、更新与功能恢复,从而达到养颜美容,延缓面部皮肤衰老的目的。

第二章 刮痧时必须要做的准备

刮痧前要做好充分的准备，除了要把刮痧的工具准备齐全，还要仔细了解操作步骤。只要方法得当，刮痧疗法不仅能治病，而且还可以起保健作用，是一种操作方便、疗效显著的治疗方法。

刮痧的器具

1. 选择刮痧的工具

刮痧工具包括刮痧板和润滑剂。工具的选择直接关系刮痧治病保健的效果。古代用汤勺、铜钱、嫩竹板等作为刮痧工具，用麻油、水、酒作为润滑剂。这些工具虽然取材方便，能起到一些刮痧治疗作用，但因其简陋、本身无药物治疗作用，均已很少应用。现多选用经过加工的有药物治疗作用并且没有副作用的工具。这样的工具能发挥双重的作用，既能作为刮痧工具使用，其本身又有治疗作用，可以明显提高刮痧的疗效。

刮痧板

刮痧板是刮痧的主要工具。目前各种形状的刮痧板、集多种功能的刮痧梳相继问世，其中有水牛角制品，也有玉制品和玛瑙制品。水牛角质地坚韧，光滑耐用，药源丰富，加工简便。药性与犀牛角相似，只药力稍逊，常为犀牛角之代用品。水牛角味辛、咸、寒。辛可发散行气、活血润养；咸能软坚润下；寒能清热解毒。因此水牛角具有发散行气，清热解毒，活血化瘀的作用。玉性味甘平，入肺经，润心肺，清肺热。据《本草纲目》介绍：玉具有清音哑，止烦渴，定虚喘，安神明，滋养五脏六腑的作用，是具有清纯之气的良药，可避秽浊之病气。古人常将玉质品佩戴在手腕、颈部及膻中部位，若将玉质刮痧板佩戴在膻中部位，不仅方便使用，通过其对局部的按摩和某些成分的慢性吸收，还可养神宁志，健身祛病。水牛角及玉质刮痧板均有助于行气活血、疏通经络而没有副作用。

刮痧板一般加工为长方形，边缘光滑，四角钝圆，弧度自然。刮板的两长边，一边稍厚，一边稍薄。薄面用于人体平坦部位的治疗刮痧，凹陷的厚面适合于按摩保健刮痧，刮板的角适合于人体凹陷部位刮拭。

水牛角刮板如长时间置于潮湿之地，或浸泡在水里，或长时间暴露在干燥的空气中，容易发生裂纹，影响使用寿命。因此刮毕洗净后应立即擦干，最好放在塑料袋或皮套内保存。玉质板在保存时要避免磕碰。

为避免交叉感染，最好固定专人专板使用。水牛角刮痧板可以使用1∶1000的新洁尔灭、75%的酒精或者0.5%的碘附擦拭消毒。玛瑙和玉制品的刮痧板，除了擦拭消毒还可以使用高压或者煮沸消毒。

润滑剂

刮痧治疗的润滑剂应为有药物治疗作用的润滑剂，这种润滑剂应由具有清热解毒、活血化瘀、消炎镇痛作用，同时又没有毒副作用的药物及渗透性强、润滑性好的植物油加工而成。药物的治疗作用有助于疏通经络，宣通气血，活血化瘀。植物油有滋润保护皮肤的作用。刮痧时涂以润滑剂不但减轻疼痛，加速病邪外排，还可保护皮肤，预防感染，使刮痧安全有效。比如活血润肤脂和刮痧活血剂两种。活血润肤脂的作用较为广泛，因为活血润肤脂为软膏制剂，不但润滑性好，涂抹时不会因向下流滴而弄脏衣服，易被皮肤吸收，活血润肤作用持久，特别适合于面部美容刮痧，可作刮痧和美容护肤两用。

2. 刮痧板什么材质最好

常用的多功能刮痧板主要材料为砭石与水牛角两种，其结构包括面、厚边、薄边和棱角部分。治疗疾病用刮法时多用薄边，保健多用厚边，关节附近穴位和需要点按穴位时多用棱角刮拭。

砭石刮痧板：

（1）砭石质感非常细腻、柔和，摩擦皮肤时有很好的皮肤亲和力，受术者感觉非常舒服。

（2）砭石刮痧板刮拭人体皮肤时，可产生丰富的超声波脉冲，每刮拭一次可产生的平均超声波脉冲数可达3698次。科学研究表明，超声波有改善人体血液微循环、镇痛、改善心肌的血液供应、增加胃肠蠕动、抑制癌细胞生长、消除体内多余脂肪等作用。

（3）砭石具有极佳的远红外辐射能力，可增强人体细胞的正常机能，提高吞噬细胞的吞噬功能，使杀菌力、免疫力等均有所提高，能改善各种疾病引起的病变，延缓衰老；同时能改善人体血液微循环，从而可防治冠心病、高血压、肿瘤、关节炎、四肢发凉等病症的发生；砭石还能促进新陈代谢，使新陈代谢产生的毒素和废物迅速排出体外，减轻肝脏及肾脏的负担；砭石刮痧还具有能降低血液黏度，防止血栓形成的作用，可减轻胸闷、心悸、头昏、麻木等症状。

水牛角刮痧板：

（1）以天然水牛角为材料，水牛角本身是一种中药，水牛角味辛、苦、寒，所以水牛角具有清热解毒、凉血、定惊、行气等功效，对人体肌表无毒性刺激和化学不良反应。

（2）水牛角在中国古代以至现代南方少数民族地区均视为避邪祛灾之吉祥物，随身携带或刮拭皮肤都有避邪强身之功，为理想的强身祛病之佳品。

（3）水牛角的角质蛋白和人体肌肤蛋白大致相同，水牛角做成的刮痧板光滑柔润，皮肤感觉舒适。使用水牛角刮痧板刮痧时，与人体体表摩擦生热，可使水牛角刮痧板蛋白轻微溶解，还可起到滋养皮肤的作用。

3. 刮痧的持板方法及手法

正确的持板方法是把刮痧板的长边横靠在手掌心，大拇指和其他四个手指分别握住刮痧板的两边，刮痧时用手掌心的部位向下按压。单方向刮拭，不要来回刮。刮痧板与皮肤表面的夹角一般为30°～60°，以45°角应用的最多，这个角度可以减轻刮痧过程中的疼痛，增加舒适感。

手拿刮板，治疗时刮板厚的一面对手掌，保健时刮板薄的一面对手掌。

刮拭方向从颈到背、腹、上肢再到下肢,从上向下刮拭,胸部从内向外刮拭,力度要均匀。刮痧板一定要消毒。刮痧时间一般每个部位刮 3~5 分钟,最长不超 20 分钟。对于一些不出痧或出痧少的患者,不可强求出痧,以患者感到舒服为原则。刮痧次数一般是第一次刮完等 3~5 天,痧退后再进行第二次刮治。出痧后一至两天,皮肤可能轻度疼痛、发痒,这些反应属正常现象。

刮痧时患者的体位

人体的整体刮拭顺序是:先头部、颈部、背部、腰部,然后腹部、胸部,最后刮上肢、下肢。刮拭的方向都是从上往下刮拭,胸部处由内向外刮拭。每个部位先刮阳经,后刮阴经。先刮人体左侧,再刮人体右侧。

1. 头部

【刮拭方法】

头部有头发覆盖,可以不涂抹刮痧润滑剂而直接在头发上面用刮痧板刮拭,方法用平补平泄的方法,刮至头皮有热感。

【主治病症】

头部刮痧具有改善头部血流循环,疏通全身阳气等作用,可预防和治疗脑血栓、神经衰弱、各种类型的头痛、高血压、眩晕、记忆力衰退、老年痴呆、感冒、脱发等。利用牛角梳子对头部进行刮拭,可产生良好的治疗效果。

2. 面部

【刮拭方法】

(1)刮拭前额部:从前额正中线开始,分别向两侧刮拭,上方刮至前发际,下方刮至眉毛,经鱼腰穴、丝竹空穴等。

(2)刮拭两颧部:由内侧向外刮拭,经承泣穴、四白穴、下关穴、听宫穴、耳门穴等。

（3）刮拭下颌部：以承浆穴为中心，分别向两侧刮拭，经过地仓穴、颊车穴等。

【主治病症】

面部刮痧具有养颜美容的功效，可防治眼病、鼻病、耳病、面瘫、雀斑等五官科疾病。面部刮痧适宜选用S形刮痧板或小的多功能刮痧板，动作宜轻柔，不可过猛过重，以不出痧为度。对于眼耳口鼻等部位可以用手指刮摩来代替刮痧板。

3. 颈部

【刮拭方法】

（1）刮拭颈部正中线：从哑门穴刮至大椎穴。
（2）刮拭颈部两侧到肩：从风池穴开始到肩井穴。

【主治病症】

颈部刮痧可治疗感冒、头痛、近视、咽炎、颈椎病等。还可以用于治疗癫痫、脑震荡后遗症、失眠等。适宜采用多功能牛角刮痧板或者方形牛角刮痧板。

4. 背部

【刮拭方法】

背部的刮拭方向是从上到下，骶部的刮拭方向是自下而上。一般先刮背正中线的督穴，再刮两侧的膀胱经和夹脊穴。也可以根据病变在背部的全系反射对应区进行刮拭并结合揉法，由轻至重进行刮拭。

【主治病症】

可预防全身五脏六腑的病症。适宜使用多功能牛角刮痧板或者方形牛角刮痧板。

5. 胸部

【刮拭方法】

（1）刮拭胸部正中线：从天突穴经膻中穴向下刮至鸠尾穴，用刮板角部自上而下刮。

（2）刮拭胸部两侧：以任脉为界，沿肋骨走向由内向外，先左后右刮拭。

（3）中府穴：宜用刮板棱角部从上向下刮。

【主治病症】

胸部刮痧主治心肺疾患，可预防支气管炎、哮喘、乳腺炎、乳腺癌等。可采用多功能牛角刮痧板或者肾形牛角刮痧板等。

6. 腹部

【刮拭方法】

腹部由上往下刮拭。用砭板的一边1/3边缘，从左侧依次排刮至右侧，对内脏下垂的患者，宜从下往上刮拭。

【主治病症】

主要治疗肝胆、脾、肾、大小肠等腹腔脏器的病变。比如胆囊炎、消化不良、便秘、泄泻等。

刮痧疗法的种类

刮痧方法包括持具操作和徒手操作两大类。持具操作又包括刮痧法、挑痧法、放痧法。徒手操作又叫撮痧法，具体为揪痧法、扯痧法、挤痧法、焠痧法、拍痧法。

1. 刮痧法

刮痧法又分为直接刮法和间接刮法两种：

直接刮法：指在施术部位涂上刮痧介质后，然后用刮痧工具直接接触患者皮肤，在体表的特定部位反复进行刮拭，至皮下呈现痧痕为止。

具体操作为：病人取坐位或俯伏位，术者用热毛巾擦洗病人被刮部位的皮肤，均匀地涂上刮痧介质。术者持刮痧工具，在刮拭部位进行刮拭，以刮出出血点为止。

间接刮法：先在病人将要刮拭的部位放一层薄布，然后再用刮拭工具在布上刮拭，称为间接刮法。此法可保护皮肤，适用于儿童、年老体弱、高热、中枢神经系统感染、抽搐、某些皮肤病患者。

2. 挑痧法

术者用针挑病人体表的一定部位，以治疗疾病的方法。具体方法为：术者用酒精棉球消毒挑刺部位，左手捏起挑刺部位的皮肉，右手持三棱针，对准部位，将针横向刺入皮肤，挑破皮肤0.2~0.3厘米，然后再深入皮下，挑断皮下白色纤维组织或青筋，有白色纤维组织的地方，挑尽为止。如有青筋的地方，挑3下，同时用双手挤出瘀血。术后碘酒消毒，敷上无菌纱布，胶布固定。

3. 放痧法

放痧法又分为"点刺法"和"泻血疗法"。

泻血疗法具体为：常规消毒，左手拇指压在被刺部位下端，上端用橡皮管结扎，右手持三棱针对准被刺部位静脉，迅速刺入脉中0.5~1分深，然后出针，使其流出少量血液，出血停止后，以消毒棉球按压针孔。当出血时，也可轻按静脉上端，以助瘀血排出，毒邪得泄。此法适用于肘窝、腘窝及太阳穴等处的浅表静脉，用以治疗中暑、急性腰扭伤、急性淋巴管炎等病。

点刺法，即针刺前先推按被刺部位，使血液积聚于针刺部位，经常规消毒后，左手拇、食、中三指夹紧被刺部位或穴位，右手持针，对准穴位迅速刺入1~2分深，随即将针退出，轻轻挤压针孔周围，使出血少量，然后用消毒棉球按压针孔。此法多用于手指或足趾末端穴位，如十宣穴、十二井穴或头面部的太阳穴、印堂穴、攒竹穴、上星穴等。

挑痧法及放痧法必须灭菌操作，以防止感染，针刺前消除患者紧张心理，点刺时手法宜轻宜快宜浅，出血不宜过多，以数滴为宜。注意勿刺伤深部动脉。另外，病后体弱、明显贫血、孕妇和有自发性出血倾向者不宜使用。为防止晕针，患者最好采取卧位，术后休息后再走。

4. 揪痧法

指在施术部位涂上刮痧介质后，施术者五指屈曲，用食、中指的第二指节对准施术部位，把皮肤与肌肉揪起，然后瞬间用力向外滑动再松开，这样一揪一放，反复进行，并连续发出"巴巴"声响。在同一部位可连续操作6~7遍，这时被揪起部位的皮肤就会出现痧点。

5. 扯痧法

扯痧疗法是医者用自己的食指、大拇指提扯病者的皮肤和一定的部位，使表浅的皮肤和部位出现紫红色或暗红色的痧点。此法主要应用于头部、颈项、背部、面部的太阳穴和印堂穴。

6. 挤痧法

医者用大拇指和食指在施术部位用力挤压，连续操作4~5次，挤出一块块或一小块紫红痧斑为止。此种方法一般用于头额部位的俞穴。

7. 焠痧法

用灯心草蘸油，点燃后，在病人皮肤表面上的红点处烧燃，手法要快，一接触到病人皮肤，立即离开皮肤，往往可听见十分清脆的灯火燃烧皮肤的爆响声。适用于寒证，如腹痛、手足发冷等。

8. 拍痧法

用虚掌拍打或用刮痧板拍打体表施术部位，主要拍双肘关节内侧和膝盖或大腿内侧，或者是发病有异常感觉的身体部位，比如痛痒、胀麻的部位。

刮痧保健运板方法

1. 刮痧的运板方法有几十种之多,但是最常用的主要有以下几种

面刮法:面刮法是刮痧最常用、最基本的刮拭方法。手持刮痧板,向刮拭的方向倾斜30°~60°,以45°角应用最为广泛,根据部位的需要,将刮痧板的1/2长边或整个长边接触皮肤,自上而下或从内到外均匀地向同一方向直线刮拭。面刮法适用于身体比较平坦部位的经络和穴位。

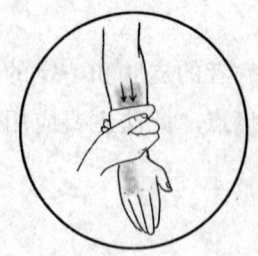 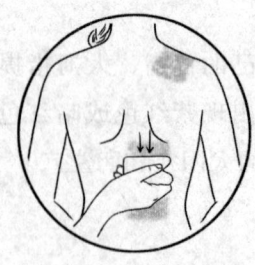 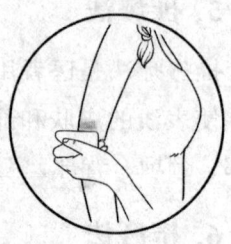

面刮法

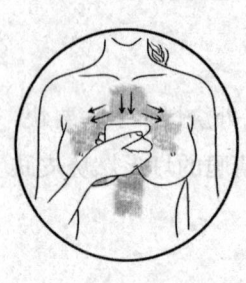

平刮法

平刮法:操作方法与面刮法相似,只是刮痧板向刮拭的方向倾斜的角度小于15°,并且向下的渗透力比较大,刮拭速度缓慢。平刮法是诊断和刮拭疼痛区域的常用方法。

推刮法:操作方法与面刮法相似,刮痧板向刮拭的方向倾斜的角度小于45°(面部刮痧小于15°),刮拭的按压力大于平刮法,刮拭的速度也慢于平刮法,每次刮拭的长度要短。推刮法可以发现细小的阳性反应,是诊断和刮拭疼痛区域的常用方法。

单角刮法:用刮痧板的一个角部在穴位处自上而下刮拭,刮痧板向刮拭方向倾斜45°。这种刮拭方法多用于肩部肩贞穴,胸部膻中、中府、云门穴,颈部风池等穴。因接触面积比较小,所以要特别注意用力过猛而损伤皮肤。

双角刮法：用刮痧板凹槽处的两角部刮拭，以凹槽部位对准脊椎棘突，凹槽两侧的双角放在脊椎棘突和两侧横突之间的部位，刮痧板向下倾斜45°，自上而下的刮拭。这种刮拭方法常用于脊椎部位的诊断、保健和治疗。

点按法：将刮痧板角部与穴位呈90°角垂直，向下按压，由轻到重，逐渐加力，片刻后迅速抬起，使肌肉复原，多次重复，手法连贯。这种刮拭方法适用于无骨骼的软组织处和骨骼缝隙、凹陷部位，如人中穴、膝眼穴。

厉刮法：将刮痧板角部与刮拭区呈90°角垂直，并施以一定的压力，刮痧板始终不离皮肤，作短距离（约1寸长）前后或左右摩擦刮拭。这种刮拭方法适用于头部全息穴区的诊断和治疗。

平面按揉法：用刮痧板角部的平面以小于20°角按压在穴位上，做柔和、缓慢的旋转运动，刮痧板角部平面始终不离开所接触的皮肤，按揉压力应渗透至皮下组织或肌肉。这种刮拭方法常用于对脏腑有强壮作用的穴位，如合谷、足三里、内关穴以及手足全息穴区、后颈、背腰部全息穴区中疼痛敏感点的诊断和治疗。

垂直按揉法：垂直按揉法将刮痧板的边缘以90°角按压在穴区上，刮痧板始终不离开所接触的皮肤，作柔和的慢速按揉。垂直按揉法适用于骨缝部穴位，以及第二掌骨桡侧全息穴区的诊断和治疗。

2. 特殊刮痧方法

揉刮法：根据刮拭范围的大小，以刮痧板整个长度的一半长边接触皮肤，刮痧板向刮拭的方向倾斜，倾斜的角度尽量小于15°，自上而下或从内向外均匀地连续做缓慢、柔和的旋转刮拭，即边刮拭边缓慢向前旋转移动，向前移动的推动力小于向下按压的力量。

摩刮法：两手各持一块刮痧板，将刮痧板平面置于手掌心或四指部位，手指不接触皮肤，两块刮痧板平面紧贴面部两侧皮肤，以掌心或四指力量按压刮痧板的平面，将按压力渗透进肌肉深部，两块刮痧板在面部两侧同时自下而上或从外向内均匀连续做缓慢、柔和的旋转移动，即边按压边缓慢向前旋转移动，向前移动的推动力小于向下按压的力量。

提拉法：两手各持一块刮痧板，放在面部同一侧，用刮痧板整个长边接触皮肤，刮痧向刮拭的方向倾斜，倾斜的角度为20°~30°，两块刮痧板交替从下向上刮拭，刮拭的按压力渗透到肌肉的深处，以肌肉运动带动皮肤向上提升，边提升边刮拭，向上提升的拉力和向下按压的力度相等。也可以两手各持一块刮痧板，分别放在面部两侧，同时刮拭提拉两侧肌肤。

刮痧刺激后的痧痕和痧象

刮痧工具作用在人体表面后，皮肤会对这种刺激产生各种各样的反应，发生颜色和形态的变化，这种变化和反应就是"痧象"，也称"痧痕"。常见的痧痕包括体表局部潮红，紫红或紫黑瘀斑，点状紫红小疹子，与此同时常伴有不同程度的热痛感。皮肤的这些变化会持续一至数天。只要刮数分钟，凡有病原的部位表面轻则可见微红或花红点，重者出现斑块，甚至见黑色块，摸上去稍有阻碍或隆突感。较严重的青黑斑块在刮拭时会有痛感，如无病，就没有反应和痛感。

痧痕对疾病的诊断、治疗、病程、预后判断方面有一定的临床指导意义。痧色鲜红，呈点状多为表证，病程短，病情轻，预后好；痧色暗红，呈斑片状或瘀块，痧粒密集，多为里证，病程长，病情重，预后差。随着刮痧的治疗，痧象颜色由暗变红，由斑块变成散点，说明病情在好转，治疗是有效的。一般说来，无病者或属于减肥、美容或保健刮拭者，一般无明显痧象。

"痧象"是疾病在体表的病理反应，而刮痧疗法就是利用刮痧工具或手指或针具在人体体表一定的特定刺激部位或穴位上施以反复的刮拭、提捏、挑刺、揪挤等手法，使皮肤出现片状或点片状淤血的刺激反应，以达到疏通经络、扶正祛邪、调整脏腑功能、恢复生理状态、排泄毒素、退热镇痉、开窍醒神、祛除疾病为目的的一种物理性的外治疗法，也是从临床实践中总结出来的一种非药物治疗法，多年来一直流传和应用于民间，深受广大群众的欢迎。

刮拭要领与技巧

一个刮痧治疗的成功与否，刮拭要领是至关重要的，一次刮痧的疗效如何和刮拭要领是紧密联系的，我们主要介绍常用刮痧手法的刮拭要领。

1. 按压力

刮痧时除向刮拭方向用力外，更重要的是要有对肌肤向下的按压力，须使刮拭的作用力传导到深层组织，才能达到刺激经脉和全息穴区的深度，这样才有治疗作用。刮板作用力透及的深度应达到皮下组织或肌肉，如作用力大，可达到骨骼和内肌。刮痧最忌不使用按力，仅在皮肤表面摩擦，这种刮法，不但没有治疗效果，还会形成表皮水肿。但人的体质、病情不同，治疗时按压力强度也不同。各部位的局部解剖结构不同，所能承受的压力强度也不相同，在骨骼凸起部位按压力应较其他部位适当减轻。力度大小可根据患者体质、病情及承受能力决定。正确的刮拭手法，应始终保持稳定的按压力。每次刮拭应速度均匀，力度平稳。

2. 点、面、线相结合

点即穴位，穴位是人体脏腑经络之气输注于体表的部位。面即指刮痧治疗时刮板边缘接触皮肤的部分，约有1寸宽。这个面，在经络来说是其皮部；在全息穴区来说，即为其穴区。线即指经脉，是经络系统中的主干线，循行于体表并连及深部，约有1毫米宽。点、面、线相结合的刮拭方法，是在疏通经脉的同时，加强重点穴位的刺激，并掌握一定的刮拭宽度。因为刮拭的范围在经脉皮部的范围之内，经脉线就在皮部范围之下，刮拭有一定的宽度，便于准确地包含经络，而对全息穴区的刮拭，更是具有一定面积的区域。刮痧法，以疏通调整经络为主，重点穴位加强为辅。经络、穴位相比较，重在经络，刮拭时重点是找准经络，宁失其穴，不失其经。只要经络的位置准确，穴位就在其中，始终重视经脉整体疏通调节的效果。点、面、线相结合的方法是刮痧的特点，也是刮痧简便易学、疗效显著的原因之一。

3. 刮拭长度

在刮拭经络时,应有一定的刮拭长度,市尺的 4 至 5 寸,如需要治疗的经脉较长,可分段刮拭。重点穴位的刮拭除凹陷部位外,也应有一定长度。一般以穴位为中心,上下总长度 4 至 5 寸,在穴位处重点用力。在刮拭过程中,一般须一个部位刮拭完毕后,再刮拭另一个部位。遇到病变反应较严重的经穴或穴区,刮拭反应较大时,为缓解疼痛,可先刮拭其他经穴处。让此处稍事休息后,再继续治疗。

刮拭后的反应

刮痧治疗,由于病情不同,治疗局部可出现不同颜色、不同形态、不同数量的痧。皮肤表面的痧有鲜红色、暗红色、紫色及青黑色。痧的形态有散在、密集或斑块状,湿邪重者皮肤表面可见水疱样痧。皮肤下面深层部位的多为大小不一的包块状或结节状。深层痧表面皮肤隐约可见青紫色。刮痧治疗时,出痧局部皮肤有明显发热的感觉。

刮痧治疗半小时左右,皮肤表面的痧迹逐渐融合成片。深部包块样痧慢慢消失,并逐渐由深部向体表扩散。在 12 小时左右,包块样痧表面皮肤逐渐呈青紫色或青黑色。深部结节状痧消退缓慢,皮肤表面 12 小时左右亦逐渐呈青紫色或青黑色。

刮痧后 24 至 48 小时内,出痧严重者局部皮肤表面微微发热,出痧表面的皮肤在触摸时有疼痛感。如刮拭手法过重或刮拭时间过长,体质虚弱者会出现短时间的疲劳反应,严重者 24 小时以内会出现低烧,休息后即可恢复正常。

刮出的痧一般 5 至 7 天即可消退。痧消退的时间与出痧部位、痧的颜色和深浅有密切的关系。阴经所出的痧,较阳经所出的痧消退得慢,慢者一般延迟至 2 周左右消退。胸背部的痧、上肢的痧、颜色浅的痧及皮肤表面的痧消退较快,下肢的痧、腹部的痧、颜色深的痧,及皮下深部的痧消退较慢。

刮痧的操作步骤

（1）首先要向患者做简要解释，以消除其紧张恐惧心理，以取得信任、合作与配合。

（2）准备齐全刮痧器具与用品。检查刮具边缘是否光滑、安全，并做好必要的消毒工作。

（3）根据病人所患疾病的性质与病情，并结合患者的体质，确定治疗部位，尽量暴露，用毛巾擦洗干净，选择合适的体位。

（4）在刮拭部位均匀地涂布刮痧介质，用量宜薄不宜厚。

（5）一般右手持刮痧工具，灵活利用腕力、臂力，切忌生硬用蛮力，硬质刮具的平面与皮肤之间角度以45°为宜，切不可成推、削之势。

（6）用力要均匀、适中，由轻渐重，力度要均匀，并保持一定的按压力，以病人能耐受为度，使刮拭的作用力传达到深层组织，而不是在皮肤表面进行磨擦。刮拭面尽量拉长，点线面三者兼顾，综合运用，点是刺激穴位，线是循径走络，面是作用皮部。

（7）刮痧时要顺一个方向刮，不要来回刮，以皮下出现轻微紫红或紫黑色痧点、斑块即可。应刮完一处之后，再刮相邻部位，不要无序地东刮一下，西刮一下。

（8）保健刮须和头部刮治，可不用刮溶介质，亦可隔衣刮拭，以病人能耐受为度。

（9）任何病症，宜先刮拭颈项部，再刮其他患处。一般原则是先刮头颈部、背部，再刮胸腹部，最后刮四肢和关节。关节部位应按其结构，采用点揉或挤压手法。

（10）如刮取头、额、肘、腕、膝、踝及小儿皮肤时，可用棉纱线或头发团、八棱麻等刮擦之。腔部柔软处，还可用食盐以手擦之。

（11）刮拭方向原则按由上而下、由内而外的顺序刮拭。

（12）刮完后，擦干水渍、油渍，让病人穿好衣服，休息一会儿，再适当饮用一些姜汁糖水或白开水，会感到异常轻松和舒畅。

（13）一般刮拭后半小时左右，皮肤表面的痧点会逐渐融合成片，刮痧后 24~48 小时出痧表面的皮肤触摸时有痛感或自觉局部皮肤有微微发热。这些都属于正常反应，休息后即可恢复正常。一般深部出现的包块样痧或结节样痧在皮肤表面逐渐呈现紫色或青黑色，消退也较缓。

（14）刮痧时限与疗程，应根据不同疾病之间的性质及病人体质状况等因素灵活掌握。一般每个部位刮 20 次左右，以使病人能耐受或出痧为度。在刮痧治疗时，汗孔开泄，为了有利于扶正祛邪，防止耗散正气，或祛邪而不伤正，所以每次刮治时间，以 20~25 分钟为宜。初次治疗时间不宜过长、手法不宜太重，不可一味片面强求出痧。第二次间隔 5~7 日痧象消失后或患处无痛感时再实施，直到原处清平无斑块，病症自然就痊愈了。通常连续治疗 7~10 次为 1 个疗程，间隔 10 日再进行下一个疗程。如果刮拭完成两个疗程仍无效者，应进一步检查，必要时改用其他疗法。

刮痧板的清洗和保存

水牛角和玉石制的刮痧板，刮拭完毕可用肥皂洗净擦干或以酒精擦拭消毒，绝对不可高温消毒。

水牛角刮痧板长时间置于潮湿之处或浸泡在水里，或长期置于干燥的空气中，均会产生裂纹，影响使用寿命。因此刮毕洗净后应立即擦干，最好放在塑料袋或皮套内密封保存。

玉质刮痧板不怕水泡，也不忌干燥，但是容易碎裂，所以在保存时要避免磕碰。

有些刮痧板的上端有小孔，可以穿入线绳，随身携带，但在携带中要注意避免磕碰。

第三章 刮痧的注意事项

刮痧虽然是一种很好的治疗方法，但是毕竟要接触肌肤，不可马虎对待。那么，刮痧前需要注意哪些事项？刮痧有什么慎用证或者禁忌证？弄清楚注意事项，不仅可以规避操作时的失误，更能让患者放心，使整个治疗流程更加安全。

刮痧前的注意事项

1. 刮痧疗法的适应症状

刮痧疗法临床应用范围较广。以往主要用于痧症，现扩展用于呼吸系统和消化系统等疾病，涉及到内外妇儿各科疾病。

（1）痧症（多发于夏秋两季，微热形寒，头昏、恶心、呕吐，胸腹或胀或痛，甚则上吐下泻，多起病突然）：取背部脊柱两侧自上而下刮治，如见神昏可加用眉心、太阳穴。

（2）中暑：取脊柱两旁自上而下轻轻顺刮，逐渐加重。

（3）伤暑表证：取患者颈部痧筋（颈项双侧）刮治。

（4）伤暑里证：取背部刮治，并配用胸部、颈部等处刮治。

（5）湿温初起（见感冒、厌食、倦怠、低热等证）：取背部自上而下顺刮，并配用苎麻蘸油在腘窝、后颈、肘窝部擦刮。

（6）感冒：取生姜、葱白各10克，切碎和匀布包，蘸热酒先刮擦前额、太阳穴，然后刮背部脊柱两侧，也可配刮肘窝、腘窝。如有呕恶者加刮胸部。

（7）发热咳嗽：取颈部向下至第四腰椎处顺刮，同时刮治肘部、曲池穴。如咳嗽明显，再刮治胸部。

（8）风热喉痛：取第七颈椎至第七胸椎两旁（蘸盐水）刮治，并配用拧提颈部前两侧肌肉（胸锁乳突肌）约50次。

（9）呕吐：取脊柱两旁自上而下至腰部顺刮。

（10）腹痛：取背部脊柱旁两侧刮治。也可同时刮治胸腹部。

（11）疳积：取长强穴至大椎穴处刮治。

（12）伤食所致呕吐腹泻：取脊椎两侧顺刮。如胸闷、腹胀剧痛，可在胸腹部刮治。

（13）头昏脑胀：取颈背部顺刮。配合刮治或按揉太阳穴等。

（14）小腿痉挛疼痛：取脊椎两旁（第五胸椎至第七腰椎）刮治，同时配用刮治腘窝。

（15）汗出不畅：取背部、胸部顺刮。如手脚出汗不畅者，可在肘部、腘窝处刮治。

（16）风湿痹痛：取露蜂房100克，用酒浸3日后，蘸酒顺刮颈、脊柱两旁，同时取腘窝、肘部或痛处刮治，每日2次。

除此之外刮痧还可以治疗其他各种类型的疾病，比如妇科的痛经、闭经、月经不调等，我们在后面会一一提到其刮痧治疗的方法。

2. 刮痧疗法的慎用症

（1）有出血倾向的疾病，如血小板减少症、白血病、过敏性紫癜症等不宜用泻刮手法，宜用补刮或平刮法。如出血倾向严重者应暂不用此法。

（2）新发生的骨折患部不宜刮痧，外科手术疤痕处亦应在两个月以后方可局部刮痧。恶性肿瘤患者手术后，疤痕局部处慎刮。

（3）化脓性炎症、渗液溃烂的局部皮肤表面（如：湿疹、疱疹、疔、疖、痈、疮等病症），以及传染性皮肤病的病变局部禁刮。

（4）原因不明的肿块及恶性肿瘤部位禁刮，可在肿瘤部位周围进行补刮。

（5）下肢静脉曲张者，宜由下而上采取适当手法，手法要轻；血小板低下者（容易出血不止）、病危的人要谨慎刮拭。

3. 刮痧疗法的禁忌症

严禁给有刮痧禁忌证者刮痧，常见的刮痧禁忌证有以下几种：

（1）病人身体瘦弱，皮肤失去弹力，或背部脊骨凸起者，最好不要除痧，或不宜在背部除痧。

（2）患者有心脏病，如心肌梗塞、心绞痛时，或水肿病者，或血友病，或出血倾向者，均不宜用除痧法。

（3）少儿体弱患者，老年体弱多病者，不可用本法。

（4）小儿囟门未合者禁刮。

（5）皮肤有感染疮疖、溃疡、瘢痕或有肿瘤的部位禁刮。

（6）经期、妊娠期下腹部要慎刮或禁刮；极度虚弱、消瘦者慎刮；心血管疾患者慎刮；过饥、过饱、过度疲劳者禁刮。

刮痧时的注意事项

治疗刮痧时，皮肤局部汗孔开泄，出现不同形色的痧，病邪、病气随之外排，同时人体正气也有少量消耗。为有利于扶正祛邪，增强治疗效果，刮痧治疗时应选择环境，根据病症选择适当的手法，注意掌握刮拭的时间，防止发生晕刮。危重病人应采用综合治疗。

1. 应对晕刮

晕刮，即在治疗刮痧过程中出现的晕厥现象。经络全息刮痧法虽然安全、无副作用，但个别患者有时因其本身在某个时刻不具备接受刮痧治疗的条件，或刮痧治疗时操作者的刮拭手法不当、刮拭时间过长、病人过度紧张，则会出现晕刮现象。

晕刮的原因：

（1）患者对刮痧治疗缺乏了解，精神过度紧张或对疼痛特别敏感者。

（2）空腹、熬夜及过度疲劳者。

（3）刮拭手法不当，如体质虚弱、出汗、吐泻过多或失血过多等虚证，采用了力度过重的刮拭手法。

（4）刮拭部位过多，时间过长，超过25分钟者。

晕刮的症状：

发生晕刮时，轻者出现休克晕厥的征兆，比如精神疲倦、头晕目眩、面色苍白、恶心欲吐、出冷汗、心慌、四肢发凉，重者血压下降，神志昏迷，出现休克晕厥。

晕刮的治疗：

应立即停止原来的刮痧治疗。抚慰患者勿紧张，帮助其平卧，注意保暖，饮温开水或糖水。重者马上拿起刮板用角部点按人中穴，力量宜轻，避免重力点按后局部水肿。对百会穴和涌泉穴施以泻刮法，患者病情好转后，继续刮内关、足三里。采取以上措施后，晕刮可立即缓解。如患者晕刮现象仍然不缓解则需要立即采取急救措施。

晕刮的预防：

（1）对初次接受刮痧治疗者，应作好说明解释工作，消除患者不必要的顾虑。

（2）选择舒适的体位以便配合治疗。

（3）空腹、过度疲劳、熬夜后不宜用刮痧治疗法。

（4）根据患者体质选用适当的刮拭手法。对体质虚弱、出汗、吐泻过多、失血过多等虚证，宜用补刮手法。

（5）刮痧治疗部位宜少而精，掌握好刮痧时间，不超过25分钟。当夏季室温过高时，患者出汗过多，加之刮痧时汗孔开泄，体力消耗，易出现疲劳，因此要适当的缩短刮拭的时间。

（6）在刮痧治疗过程中，要经常询问病人的感觉和观察病人的反应，及时发现晕刮的先兆。作到以上几条，完全可以防止晕刮的发生。

2．防痧手法

除痧时手法要均匀一致，防止刮破皮肤，以免引起感染。除痧过程中，应询问病人的感觉情况，以便随时调整病人体位和改进施术的手法。除痧的用具必须清洗消毒，特别是给乙肝病人或乙型肝炎表面抗原阳性携带者除痧时，由于皮下渗血，肝炎病毒可能污染用具，刮痧后，用具一定要经高压消毒，以防止血源性传播。

3．冬日刮痧

在冬天刮痧时，室内一定要暖和，刮痧后及时覆盖保暖，防止着凉，加重病情。也不要对着空调，要尽量避风。刮痧时尽量使用专用刮痧用具，不要使用其他的代用品刮痧（如铜钱、塑料晶、瓷器、红花油等）。前一次刮痧部位的痧斑未退之前，不宜在原处再次刮拭出痧。再次刮痧时间需间隔3~6天，以皮肤上痧退为标准。

4. 避风保暖

刮痧治疗时应避风，注意保暖。室温较低时应尽量减少暴露部位，夏季高温时不可在电扇处或有对流风处刮痧。因刮痧时皮肤汗孔开泄，如遇风寒之邪，邪气可通过开泄的毛孔直接入里，不但影响刮痧的疗效，还会因感受风寒引发新的疾病。

5. 不同部位的刮痧

头部、面部可不必抹刮痧油，保健刮痧可以隔着衣服刮拭；治病出痧，必须使用专门的刮痧油。刮完一次，应在痧退以后再在同一部位刮痧，平时可以用轻手法补刮，促进微循环，以加强退痧作用。

6. 不同皮肤的刮痧

皮肤病患者皮损处干燥、炎症、渗液、溃烂者（如神经性皮炎、白癜疯、牛皮癣等病症），可直接在皮损处刮拭，皮肤及皮下无痛性的良性结节部位亦可直接刮拭。如皮损处有化脓性炎症、渗液溃烂的，以及急性炎症红、肿、热、痛者（如湿疹、疱疹、疔、疖、痈、疮等病症），不可在皮损处或炎症局部直接刮拭，可在皮损处周围刮拭。

7. 不必强出痧

刮痧治疗时，不可过分追求痧的出现。因为出痧多少受多方面因素的影响。患者体质、病情、寒热虚实状态、平时服用药物多少及室内的温度都是影响出痧的因素。

一般情况下，实证、热证比虚证、寒证容易出痧；血瘀之证出痧多；虚证出痧少；服药多者特别是服用激素类药物后，不易出痧；肥胖之人与肌肉丰满发达者不易出痧；阴经和阳经比较，阴经不易出痧；室温较低时不易出痧。出痧多少与治疗效果不完全成正比。如实证、热证出痧多少与疗效关系密切，而对不易出痧的病证和部位只要刮拭方法和部位正确，就有治疗效果。

实证、热证比虚证、寒证容易出痧;刮痧时,会有少许毛细血管出血,渗到附近组织,然后再吸收,会产生疼痛的感觉,这是增加抵抗力的一种方法,属于正常情况。怕疼的人,可先泡热水澡或热敷再刮痧,可减少疼痛。刮痧治疗后,会使汗孔扩张,半小时内不要冲冷水澡,不要吹冷风,可洗热水澡。刮痧后喝一杯温开水,以补充体内消耗的津液,促进新陈代谢,加速体内毒素排泄。

8. 痧症太严重时的处理

"刮痧"的"痧"指痧病。在炎热季节,冒暑远行,贪凉,大量饮冷水,或者淋了雨,或是暴食暴饮,接触了秽物臭气等,都会发痧。它使人一时气血阻滞,发病猛烈,必须急救。

危重病人,用经络全息刮痧法紧急救治后,有条件者应去医院由医务人员采取其他疗法综合治疗。各种急性传染性疾病、急性感染性疾病、心脑血管病急性期、各种急腹症、危重症或诊断不明确的疑难病症,须在专业医务人员指导下,结合其他治疗方法来应用本法治疗。

轻度发痧,常见头晕、头闷胀痛、两目发花、周身不适、胸中郁闷、四肢发凉、脉迟治缓等,要马上用瓷调羹蘸清水在两肘窝或两腘窝,或在脊椎、颈部两侧,由上而下地刮,使皮肤变红,出现紫点为止。也可以用食指和中指蘸清水轻轻捏提上述皮肉,使之产生痧点。同时服用仁丹或金灵丹。

当痧病发作重时,有腹部绞痛、欲吐不吐、欲泻不泻、头汗较多、烦躁闷乱、面白肢冷、脉沉伏等。要先用三棱针或空针头,常规消毒后,在腘窝部表浅发紫的小脉管上刺入放血。同时口服十滴水或玉枢丹、无极丹等。

痧病极重症时,病人已经昏迷,要送医院抢救。

9. 刮痧力度的掌握

刮痧手法中的力度,犹如中药处方之药量。一个中药方中药与药之间剂量发生改变,其方剂的功能就可能大为不同。说明中药方中不但药物配伍重要,药量也是很重要的。刮痧、按摩也一样,施术的部位(经络穴位)

好像是方剂中的药,其力度好像是方剂中的药物的剂量。只知道经络穴位,而力度掌握不好,其效果也相差甚远。

刮痧、按摩是不是力度越大越好?力度太轻,保证不了效果;但力度太重,会使人肌肉组织受伤,甚至加重病情。刮痧有效的力度应该是既要有一定力量,但又不能太重,在这之间找到一个合适的力度,用此力度进行保健治疗才会有效。合适的力度是对病人使用刮痧、按摩进行保健治疗时,病人既能有酸、麻、胀、痛的感觉,又能忍受得住,这时的力度就是有效的,只有找到这种力度才会有好的效果。

10. 不要用红花油作应急刮痧油

古代人们一直用水、酒、植物油作刮痧用润滑油,所以在没有专用刮痧油的时候,也可以用这些传统材料作应急代替。但并不是所有油剂都适合,比如红花油就最好不要用。因为红花油里面含有的辣椒素会刺激皮肤,当反复刮拭时会使皮肤变得粗糙,引起皮肤过敏或生成黑斑。长期保健最好用专用刮痧油,治疗作用比较好,还没有副作用。

刮痧后的注意事项

1. 刮痧后饮用一杯开水

治疗刮痧使汗孔汗泄,邪气外排,要消耗部分体内的津液,刮痧后饮热水一杯,不但可以补充消耗的水分,还能促进新陈代谢,加速代谢产物的排出。

2. 刮痧后3小时后可洗浴

刮痧治疗后,为避免风寒之邪侵袭,须待大概3小时皮肤毛孔闭合恢复原状后,方可洗热水浴。在洗浴过程中,水渍未干时,可以刮痧。因洗浴时毛孔微微开泄,此时刮痧用时少,效果显著,但应注意保暖。

3. 每次刮多长时间以及两次刮痧应间隔多久

保健刮痧时刮拭按压力度较小,每个部位刮拭时间短,刮至皮肤微有热感或皮肤微微发红即可，不需刮出痧，亦无间隔之说，均可进行。

治疗刮痧：体质虚弱，容易出痧者，只要有痧出现，疼痛减轻即可停止刮拭。体质强壮者，可以刮至没有新痧出现时再停止刮拭。在不易出痧的部位，只要毛孔微微张开即可停止刮拭。在结节、肌肉紧张、僵硬的部位，只要毛孔开泄或局部结节稍软，肌肉紧张、僵硬有所缓解即可停止刮拭。头部治疗刮痧只要局部有热感即可停止刮拭。面部保健治疗刮痧每个部位根据皮肤状况刮拭5~15下，或者刮至局部有热感即可。

每次治疗刮痧不应超过30~40分钟（指用速度缓慢的平补平泻法刮拭）。初次治疗刮痧时间应适当缩短。体质弱或形体瘦弱者总体刮痧时间应当少于20分钟。同一部位两次治疗刮痧应间隔5~7天，原则是皮肤无痧斑、被刮处用手轻触无痛感时方可进行第二次治疗刮痧。

痧消退的时间快慢与被刮者的体质、病情、出痧部位、痧的颜色和深浅，以及刮痧次数有直接的关系。

第四章　经络系统及刮痧疗法

《黄帝内经》载："经脉者，人之所以生，病之所以成，人之所以治，病之所以起。"东汉的张仲景在《黄帝内经》的基础上又发展了经络学说，一直到今天，它都是中医研究的核心之一。可以说，经络学说虽然源于远古，却服务至今。

人体经络系统与刮痧疗法

中医认为，人体是一个有机的统一整体，内在的五脏六腑和外在的四肢五体九窍，都通过经络的网络和气血津液的流布，密切地联系成一个统一的整体。任何局部器官的生理功能和病理变化，对整体的生理活动与病理反应都会发生影响，而整体功能的失调，也必然波及到所有局部器官。因此中医一方面在治疗局部器官的疾病时，注意从整体调节入手，另一方面在诊断和治疗全身疾病时，又可以采取对局部器官的观察和刺激。像中医在临床上广泛应用的头针、耳针、面针、鼻针、眼针、脊针、手针、足针、第二掌骨针等，就是通过诊察（目察和触摸）这些局部器官不同区域的异常变化来诊断全身疾病；通过刺激（针、灸、推拿、压迫、敷药、光照等）局部器官的不同区域，来治疗全身疾病。中医学中这一传统的诊疗方法，现代叫作"全息诊疗方法"。我们在刮痧疗法的实践中，运用生物全息理论的知识，对局部器官的特定的不同区域进行刮压刺激，来达到治疗和保健的目的。同时通过在刮压过程中所发现的敏感点和异常出痧部位，又可以察知内脏健康损害的部位和程度。我们将刮痧疗法和生物全息理论结合起来，总结出"全息刮痧法"。

刮痧选区的经络俞穴基础

1. 经络的基本概念和功能

经络是经脉和络脉的总称。中医认为，经络是运行全身气血、网络各个脏腑器官、沟通人体内外环境的通路。《黄帝内经》把经络的功能归纳为行血气、营阴阳、决死生、处百病、调虚实。此外中医在临床诊断辨证上、在中药作用归经上、在针灸推拿刮痧选穴选区上、在气功导引行气运气上，都用到经络理论。

近年来，国内外科学工作者运用声、光、热、电、磁、核等生物物理学方法，测得经络在体表部位的循行线具有高振动音、高冷光、高红外辐射、低阻抗、显性或隐性传感等特性，并和同位素原子的优势扩散线中相一致。用生物化学的方法，测得经络循行线还具有高钙离子浓度，高二氧化碳释放等特性。而且研究发现经络现象在动植物体上普遍存在。进一步的形态学研究认为，经络是人体纵行的一种多层次、多结构的立体空间系统，在这一立体空间系统中，正是生理、病理各种信息传播的优势通道，也是人体最大的调控系统。

关于经络的生理功能，具体有以下几点：

一是沟通表里上下，联系脏腑器官。如沟通脏腑和外周肢行、五官九窍之间的联系，脏腑与脏腑之间多途径的联系，经络与经络之间的联系。

二是运行气血，濡养脏腑组织。这也就是《灵枢·本脏》所说的"经脉者，所以行血气而营阴阳，濡筋骨，利关节者也"。

三是感应传导针刺或是其他刺激。比如刮痧刺激，艾灸刺激等，并可以将药物传导传输至病变部位。

四是调节人体机能平衡。在通常情况下，经络系统处于自动化优化调控状态，随时识别并自动调整机体阴阳气血的失衡倾向，使机体随时保持着阴阳气血的相对协调平衡。一旦机体阴阳气血失衡，人体就处于病态了，在这种情况下，就可以在经络理论的指导下通过针刺、按摩、刮痧、艾灸，以及药物来激发或提高经络系统的调节机能，使机体的阴阳气血重归平衡协调，于是便达到了恢复健康的目的。经络的这一功能，在《内经》里叫"调虚实""处百病"。

2. 经络系统的组成

经络系统是经脉、络脉、十二经筋、十二皮部所组成的。

经脉分正经和奇经两大类。正经即十二经脉，有手足三阴经、手足三阳经，直接和五脏六腑相连，是全身气血运行的主要通道。奇经有八个，这就是督脉、任脉、冲脉、带脉、阴跷脉、阳跷脉、阴维脉、阳维脉，有统率、联络 12 经脉和调节经脉气血盈亏的作用。但十二正经都有阴阳经表里相合的关系，奇经没有阴阳经表里相合关系，十二经别是从十二经脉别出的经脉，可加强十二经脉表里两经之间的联系，并弥补十二经脉和其未能达到的器官之间的联系。经脉中的十二正经和奇经中的督、任二脉，合称"十四经"，是针灸、推拿、刮痧疗法中应重点掌握的内容。

络脉是经脉的细小分支。分为十五别络、浮络、孙络，十五别络是较大的主要络脉，可加强相表里的阴阳两经在体表的联系。浮络是浮现于体表的络脉。孙络是最细小的络脉的分支，它遍布全身。孙络仅使营卫气血通行敷布于体表，而且也是邪气出入的通路，刮痧疗法主要刺激的部位即是孙络和浮络，刮后所出现的痧，即出自孙络，出痧后则提示邪气已从孙络外泄。

经筋是十二经脉与筋肉之间的联络通路，有联缀四肢百骸，管理关节屈伸运动的作用。

皮部是十二经脉功能活动在体表的反映部位，或说是十二经脉在体表的势力范围，也叫十二皮部。某经的皮部，就是该经在体表的作用区域，刮痧法刮拭面积较大，在刮拭某经时，除了刮拭到经脉主干线外，也刮拭了其皮部的孙络，或说是主要刮拭了其皮部的孙络而起到治疗作用的。由于刮痧法是直接在十二经脉的皮部刮拭，所以这里再说明一下皮部的范围、生理功能和它在诊断、治疗上的意义。

（1）关于十二皮部在体表的部位，尚未见到古代文献的明确记载，一般认为，每条经脉的皮部，应以该经脉循行线为中心，向两侧对称拓宽至相邻经脉的皮部为止。

（2）十二皮部的生理功能。一是充养皮毛，脏腑精气通过经脉而布达到皮部，从而起到营养皮毛的作用。所以皮毛的润泽与枯槁，可反映皮部气血的盈亏，并间接反映脏腑精气的盛衰。二是防御外邪，外邪侵犯人体，首先侵及皮毛，进而是络脉，经脉，直至脏腑。所以十二经皮表之部，也就是十二皮部，显然是防御外邪的第一道屏障。如果皮部气血失和、功能衰弱，邪气就易于由皮部入侵而逐渐深入。

（3）十二皮部在诊断及治疗方面的意义。因脏腑通过经脉、络脉、皮部和体表建立了联系，所以脏腑的功能活动和气血盛衰，可以在皮部反映出来。这也是《黄帝内经》所说的"有诸内，必形诸外"的意思。于是在诊断上就可以从人体外表的变化，加面色、舌象、体表的寒热等，测知内在脏腑的功能状况。如《灵枢·经脉篇》说：足阳明胃经"气盛则身以前皆热"，"气不足则身以前皆寒栗"，这是因为足阳明胃经及其皮部循行分布在身前的缘故。又如《素问·刺热篇》说："脾热病者鼻先赤"，"肾热病者颐先赤"等等，也属通过皮部诊知内脏情况的举例。特别是刮痧疗法中，在某经皮部刮出痧后，可以依据痧色的深浅、痧粒的疏密、痧位的深浅来诊断病位的深浅、病情的轻重、病性的寒热、病程的久暂。在治疗方面，有许多外治法就是通过皮部来起作用的。如用药物薰、洗、浴、敷、贴，用梅花针叩击、艾条灸烤、激光照射、电流刺激、推拿手法等，首先作用于皮部，然后通过皮部将药物或其他刺激或治疗信息传入经脉而入内脏，从而起到治疗疾病的作用，特别是刮痧疗法，是通过刮拭或点压的方式，直接作用于十二皮部的孙络，使细小的络脉充血或出血，使皮部的汗孔开张，从而达到排泄邪气、调整经络和脏腑功能的目的，使机体恢复健康。可见十二皮部在刮痧疗法中的意义是不可轻视的。

掌握了经络，养生便可不费吹灰之力

《黄帝内经》有两部分：一部分叫《素问》，另一部分称《灵枢》。为什么叫《灵枢》？"灵"指神灵。"枢"是枢纽之意。"枢纽"是指重要的部分，事物相互联系的中心环节。灵枢就是神灵的关键，生命的枢纽。

《灵枢》主要讲的是经络，以及针灸、砭石等作用于经络的治疗方法。

这说明什么？说明经络是神气与形体相互联系的中心环节，是生命的枢纽，健康的关键。所以，《灵枢》也被称为《针经》。所以，把握住了经络这个生命的枢纽，才能健康，才能长寿。

人体内的经络系统就类似于城市中的下水道，经脉是主干，类似于下水道的主干管道。络脉是分支，类似于下水道里的坑。气血在经络中运行，其中的杂质、污染物、瘀血等相当与下水道中的重着部分，最易堵塞络脉。

中医的很多方法，都是直接作用于人的体表肌肤的，如按摩、艾灸、刮痧、拔罐等。尤其是刮痧、拔罐，不但作用于肌肤，还以出痧的形式，将瘀阻在络脉的杂质、污染物、瘀血等从毛细血管中排泄出来，以达到净化血液的作用。

使用过刮痧、拔罐的人都有体会，刮痧、拔罐对疼痛性疾病，如肩周炎、腰腿膝关节疼痛效果非常好，其原因就是刮痧、拔罐能迅速将络脉中的瘀血和代谢产物等废物以出痧的形式排出体外。瘀血等废物一经排除，气血运行就通畅了，人会感觉到轻松、灵便很多。中医讲"痛则不通""通则不痛"，经络气血不通则会发生疼痛。经络气血通畅，疼痛就会消失。

经络一旦通畅，气血就会快速有效地将营养输送到全身，不仅疼痛会消除，而且"正气存内，邪不可干"，人体的健康状态就有了保证。这跟成语讲的"流水不腐"是一个道理。

第五章 人体不同部位的刮痧方法

针对人体的不同部位，要用不同的刮痧方法，这样才能使治疗达到更好的效果。比如，脸部刮痧手法最好要轻柔，而背部刮痧则要按照不同的情况，适当考虑加大力度。不同的刮痧方法可以更好地针对不同的病症情况，达到事半功倍的效果。

头部刮痧法

元明时期，已有较多的疗法记载，以瓷勺刮背，驱散邪气。至清代，不仅在《理瀹骈文》等著作中记载着有关刮痧症的内容，而且还出现了刮痧专著，比如《七十二种痧症救治法》对刮痧疗法的理论和操作做了全面系统的描述。

头部刮痧所用的刮痧板用有活血润养功效的天然牛角做成，一端为梳型，可用于头部经络的疏通，另一端为波浪型，可作用于点按头部相应的穴位。头部有头发覆盖，须在头发上面用面刮法刮拭。不必涂刮痧润滑剂。为增强刮拭效果可使用刮板薄面边缘或刮板角部刮拭，每个部位刮30次左右，刮至头皮有发热感为宜。如果有出血性疾病，比如血小板减小症者无论头部还是其他部位都不能刮痧。如果有神经衰弱，最好选择在白天进行头部刮痧。

经常作头部刮痧可以促进头部血液循环，消除疲劳、消除头疼、改善大脑供血。长期做头部刮痧还有利于改善头发干燥、脱发的现象。

头部刮痧的选穴与方法

太阳穴：太阳穴用刮板角部从前向后或从上向下刮拭。

头部两侧：刮板竖放在头维穴至下鬓角处，沿耳上发际向后下方刮至后发际处。

头顶部：头顶部以百会穴为界，向前额发际处或从前额发际处向百会穴处，由左至右依次刮拭。

后头部：后头部从百会穴向下刮至后颈部发际处，从左至右依次刮拭。风池穴处可用刮板角部刮拭。

头部也可采取以百会穴为中心，向四周呈放射状刮拭。

全息穴区：额顶带从前向后或从后向前刮拭。顶枕带及枕下旁带从上向下刮拭。顶颈前斜带或顶颞后斜带及顶后斜带从上向下刮拭。额中带、额旁带治疗呈上下刮拭，保健上下或左右方向刮拭均可。全息穴区的刮拭采用厉刮法。

面部刮痧法

面部刮痧对提升面部皮肤有显著功效，尤其是对眼袋、黑眼圈，斑点痘痘等常见问题有良好的治疗效果。面部刮痧根据面部生理结构，设计专用刮痧板，沿面部特定的经络穴位，实施一定的手法，使面部经络穴位因刮拭刺激而血脉畅通，达到行气活血，疏通毛孔腠理，排出痧气，调整面部生物信息，平衡阴阳的目的。同时，面部经络穴位受刮拭刺激而产生热效反应，使颜面局部血溶量和血流量增加，将受损部位、弱细胞激活，促使代谢产物交换排出，氧化、修复、更新而发挥正常作用，最终达到排毒养颜、舒缓皱纹、活血除疮、抗氧嫩白、行气消斑、保肤健美的效果。

面部刮痧的选穴与具体方法

（1）均匀上面部精油。

（2）用刮痧板轻按面部穴位，由下往上：承浆、两地仓、两迎香、巨髎、颧髎、两鼻通、睛明、印堂、攒竹、鱼腰、丝竹空、瞳子髎、球后、承泣、四白、太阳。

（3）用刮痧板点按面部穴位：印堂、发际、攒竹、发际、鱼腰、发际、丝竹空、发际、太阳、翳风、听会、听宫、耳门。

（4）开始刮痧，刮痧路线起止点及顺序如下：

①承浆——听会

②地仓——听会

③人中——听会

④迎香——听会

⑤鼻通——耳门

⑥睛明——耳门

⑦攒竹以下——太阳穴

⑧额头分三段——太阳穴

（5）用刮痧板轻轻按抚全脸。

（6）按（4）所述刮痧路线，再由额头刮至下颌，即由8线至1线。提拉左边脸颊，提拉右边脸颊。

（7）用刮痧板轻轻按抚全脸。

（8）颈部路线：由神经沿着淋巴走向，从耳后至锁骨轻刮，向下排颈部淋巴液。

脸部刮痧时需注意：手法一定要轻柔，手持鱼形刮痧板沿经络轻盈刮拭，不可用力过猛。

值得注意的是，面部属暴露之肤，与身体各部位肌肤有所不同，因此面部刮痧不必追求刮出"痧斑"，以刮至有热效应刮出痧气为宜。一般受术者感觉面部微热，好象是刚蒸脸或热敷面一样，个别人会有脸周或面颊、发际处感到轻微的跳动感或蚁行感，一部分人还因血流循环加快而感到心情舒畅的惬意感。80%的人即红热瞬间就恢复正常，过后脸部即感轻松、清爽、舒适，露出白里透红的自然肤色。

颈部刮痧法

颈部经常易受寒就感脖子酸，僵硬或长时间保持不动易造成气血不通。可用刮痧板从发际往下刮痧呈紫红色点状，坚持到至正常颜色就不痛。

首先被刮痧人面部朝下，在胸前垫一个枕头，这样有利于刮痧板和颈部穴位的接触。

颈部刮痧方法1：从风池穴向下到肩井穴。两侧都要刮。

颈部刮痧方法2：从风府穴到哑门到大椎一条直线刮过来。

刮拭这些部位，可以治疗颈椎病，落枕，头痛的疾病。

刮拭颈部能很好地解决头晕、头痛等头部问题。颈部是连接头部和躯干的桥梁，非常重要。我们可以用刮痧的方法把颈部的经络疏通，把颈椎、颈部的肌肉群调顺，包括中间的督脉、两端的膀胱经、胆经，它们都与头部相连。我们把它们疏通了，头部的很多症状也就迎刃而解了。我们可以刮一刮颈部，然后观察出出痧的位置，看看是中间出痧多还是两侧出痧多，是督脉有瘀滞还是膀胱经或是胆经有瘀滞。任何一条经脉有瘀滞都会影响到躯干的一系列的问题。颈部的不同区段分别对应着大脑、咽喉、五官、颈肩，观察出痧的位置，可以判断出头部及肩颈哪个位置出现了问题。比如最上边的颈椎出现病变说明头部供血不足、容易出现头晕等症状。我们还可以根据出痧的颜色深浅来判断病变的时间的长短。出痧的颜色越深，说明淤血的时间越久，代谢的产物越多。出痧很多，但是颜色鲜红，并无大碍，说明经脉瘀滞的时间很短，如果出痧很稀疏，那就更没什么问题了，根本不用担心。颜色发紫就说明病情比较严重。有些人气血不足，就不容易出痧，那怎样判断他是否身体有问题呢？这就要依赖刮痧时的手感了。气血供应不足的人，血液的营养供给和供氧量都不足，皮下就会有一些结节。这时因为人体组织在缺氧的情况下会增生，局部的肌肉长期处于紧张状态就会粘连。这时候进行刮拭，手感就会不一样，会感到不顺畅，被刮的人也会感觉到疼痛或是有个包。这时，尽管没有起痧，也说明这个地方气血有瘀滞，经脉不顺畅，也会引发一系列的问题。

颈部刮痧的具体操作方法

被刮痧者倒坐在椅子上，手臂搭在椅背上，肌肉放松，这样能减轻疼痛。

涂刮痧油，并用刮板把油涂匀。颈部的刮痧要先刮中间（督脉），并且一定要从发髻里面开始刮，因为颈椎的第一节位置比较高，特别是头部不舒服的人，一定要从比较高的位置刮起，才能刮到第一节颈椎，才能真正有效。左手拖住被刮者的额头，右手从上向下刮拭颈部，压力逐渐增大，可以根据每个人的承受能力来决定刮痧的力度，但是一定要压下去。毛孔张开或者没有新的痧出现就可以停止刮痧了。这一段就算刮完了，就可以换下一段继续刮。低头最高的凸起部位是大椎，也就是第七颈椎。我们做颈部刮痧，刮过第七颈椎就可以了。然后再刮两边（膀胱经）。中指放在刮痧板的两个角中间，然后用两个角同时刮拭颈部的两侧，一定要压下去，要有力度。最后用单角从上向下刮最外面的两侧（胆经）。先刮风池穴，很多人刮这个位置都会感到疼痛。凡是有头部不舒服的，感冒头疼，血压高头疼，颈椎问题引起的头晕，刮拭这个部位时都会感到疼痛。再向下刮两侧的胆经，这个地方的肌肉容易紧张、僵硬，不要使劲硬刮，可以用按揉的方式轻刮。每次刮完痧之后要等待五到七天，等痧完全消退才能再刮第二次。大概一周一次。等到不再出痧，症状完全消失，可以每天刮一刮，这时就不必使用刮痧油，隔着衣服刮就可以。

背部刮痧法

背部保健十分重要。传统刮痧保健里最重要的就是背部刮痧。刮背既有诊断作用，又有治疗作用、保健作用，它需要一定的方法、技巧和规律。五脏六腑都由神经连接在脊柱上，这些神经都走在脊柱之内，穿透在背部的肌肉之间，支配体内的脏腑器官。不同的脏腑器官在脊椎上有不同的区段。这些和不同器官对应的区段叫"脊椎对应区"。比如心脏的脊椎对应区、肺的脊椎对应区、肝脏的、脾脏的、胰腺的脊椎对应区。

背部刮痧的范围是以脊柱为中心，左右延伸各三寸，这样可以调节背部的肌肉，背部的肌肉如果紧张、僵硬，会影响背部血管和神经的运行，从而影响脏腑的健康。所以刮得宽一点，把背部肌肉的紧张、僵硬、痉挛舒缓，脏腑的亚健康问题就会得以解决。背部的最中间是督脉，督脉两边是膀胱经。刮拭之后，我们就能够根据出痧的情况，即阳性反应的情况，对五脏六腑的健康状况做一个判断。背部与脏腑的关系更为紧密，背部刮痧是对脏腑进行保健治疗的捷径。因为背部刮痧的面积最大，离脏腑最近，所以对脏腑保健的效果最好，是调理亚健康体质的捷径。如果同一个部位反复地出现同样的痧就说明相应的脏腑功能比较薄弱，就要警惕了。一个人生命的终结肯定是一个脏器先衰竭了，而不是所有脏器同时衰竭。这个最先出问题最先衰竭的脏器一定是功能比较弱的部位。通过背部刮痧发现自己的薄弱器官，重点区呵护它，就会延缓它出现问题的时间，延长寿命。

背部刮痧对哪些疾病特别有好处呢？背部刮痧的禁忌症又有哪些呢？

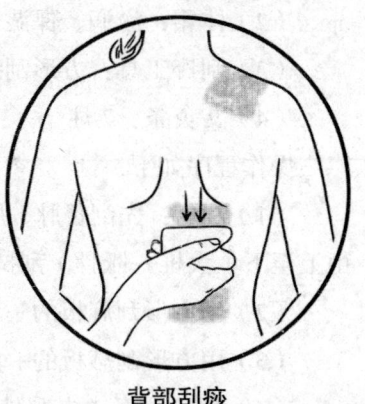

背部刮痧

有心肺肝胆脾胃亚健康的人群，比如经常有胸闷、气短、爱咳嗽、咽喉炎等慢性疾患的人，或者莫名其妙脾气不好，老是有股无名怒火，老是爱发脾气，抑郁，那就是肝火太旺。或者消化功能不好、没有胃口，吃完以后肚子胀，或者"喝凉水都长肉"，这就是脾的运化功能不好。这些都可以通过刮痧保健来调理。对脏器已经发生的病变，背部刮痧也会有辅助治疗的作用。但是，心脏功能很差的人，心功能衰竭等严重的疾病不可以做刮痧，需要到医院在医生的指导下做综合的治疗。背部有痤疮，皮肤有感染的人，刮痧时要额外小心。还有，刮痧的手法要有"度"。有的人瘦到皮包骨头，刮痧时就要轻刮，以免伤到骨头。

背部刮痧时，被刮痧者倒坐在椅子上，两臂张开趴到椅背上，这样肌肉就会比较放松、不紧张。涂上刮痧油，先刮中间，再刮两边。以两个肩胛骨下角的连线为界，把背部分为上下两段，上段主要对应心和肺，下段主要对应肝胆脾胃。先刮上段，先中间后两边。刮的时候刮痧板应该稍微翘起来一点，从颈部大椎开始从上往下刮。每次刮痧，拉的线条不要太长，五寸左右即可。再往下刮肝胆脾胃的部分。然后用刮痧板的两角刮外侧。最后沿着肋骨的走势从里往外刮，这时刮痧板的角度要很小，几乎贴着皮肤。左边这部分是脾胃和胰腺的体表投影区，经常刮拭这有健脾和预防糖尿病的作用。右边这部分是肝胆的体表投影区，现代人生活压力很大，抑郁、容易发脾气都是肝郁气滞的表现。经常地刮一刮，有疏肝解郁的作用。刮的时候压力要大，这样才能引起经脉的传导，从而调理肺腑。刮完之后擦掉刮痧油，要一边揉一边擦，有助于张开的毛孔快速地闭合。

背部刮痧使用工具和产品

（1）背部刮痧油：活血化瘀，止痛、消炎

（2）体霜：滋润、保湿、体香
（3）刮痧工具：方形刮痧板
（4）艾灸条：7炷

操作程序如下：

（1）刮痧：先刮督脉，用方形刮痧板的一角，板身与皮肤倾斜45度，由上至下（大椎—骶骨）刮拭督脉，每个动作重复5~8次，直至出痧。

（2）用方形刮痧板的一角横刮双侧的肩颈。

（3）用方形刮痧板的一角刮双侧肩胛缝。

（4）刮膀胱经：先刮外膀胱经，后刮内膀胱经（内膀胱经在脊椎两侧各旁开1.5寸的位置，外膀胱经在脊椎两侧各旁开3寸的位置）

（5）向下斜刮肋骨缝：刮五条至六条肋缝即可（不可刮在肋骨上），以督脉为刮拭起点，刮至肋骨下为止。

（6）化痧斑：用艾灸棒艾灸背部痧斑，目的是活血化淤、代谢体毒。

功效：调节内分泌，补肾、增强肌体抗病能力，增强肌体抗过敏能力。舒缓内分泌或妊娠而产生的色斑，解除疲劳，使整个肌肤细腻白嫩。可平衡机体阴阳，扶正祛邪，调整气息，将体内的风寒、湿热、邪毒排出体外，以达到外病内治，内病外治的效果。

温灸（艾灸罐）：在肌体酸痛、劳损处和痧斑处使用艾灸罐艾薰（方法：将无烟艾灸条点燃后放置木制的艾灸罐中，直接作用在患处直至皮肤温热10分钟）。

目的：活血化淤、消炎抑菌，提高肌体免疫功能，减轻肌体的劳损、酸痛，令人精力充沛、气色红润。具有代谢体毒活血消斑的功效。

刮痧时必须注意以下事项，才能达到更好的效果：

（1）刮痧时应避风和注意保暖，防止风寒直接进入体内。

（2）刮痧时间应在20分钟内，所需治疗穴位较多时，可以分次刮痧。

（3）体质虚弱者禁用泻刮法，空腹、过度疲劳后不宜刮痧。

刮痧后饮水1杯，可以加快代谢产物排出，忌食生冷食物，刮痧后4小时即可用热水洗浴。

背部由上向下刮拭。一般先刮后背正中线的督脉，再刮两侧的膀胱经和夹脊穴。肩部应从颈部分别向两侧肩峰处刮拭。用全息刮痧法时，先对穴区内督脉及两侧膀胱经附近的敏感压痛点采用局部按揉法，再从上向下刮拭穴区内的经脉。

背部刮痧美容法：由于内分泌失调而产生的各种皮肤问题，在做面部护理的同时再从人体相应的具有全息功能的背部反射区进行全面的经络调理，如背部刮痧等，促使阴阳平衡代谢体毒以从根本上解决皮肤的问题，使之达到美容效果。

注意事项：

（1）对初次感受刮痧者，着力要轻，尽量不出太重的痧。

（2）月经期、怀孕期、严重心脏病、体弱者慎做（要使用轻、柔、慢的手法），操作中不要受风、受寒（空调、风扇），经络疏通后需在4小时之内不洗澡。护理期间不吃辛辣刺激性食品、少喝酒。做背部刮痧法的顾客须多饮水，以助排毒。

胸部刮痧法

胸部是肋骨所在的地方，一般刮痧都是从上向下，但是在胸部，只有中间是从上向下的，其他有肋骨的地方都要横着大面积地刮拭。对于比较瘦的人，刮拭时力度要轻，时间不宜过长，否则会伤害骨膜。对于正常人，肋骨的区域也不要刮太长时间，刮到毛孔微微张开即可，不可刮过度，否则会造成局部软组织的损伤。另外，胸部的乳头区域也不可以刮拭。如果刮拭过度不用采取任何措施，在12小时之内可以做局部的热敷，疼痛就会慢慢消退。还有空腹时、熬夜后、剧烈运动和大量出汗之后不宜刮拭。这时身体十分疲惫，容易产生晕刮的现象。

胸部刮痧的具体方法

涂好刮痧油后，先刮中间的任脉。这时采用单角刮痧法，用刮痧板的一个角从上向下刮拭。胸部的皮肤比较薄比较娇嫩，对疼痛的感受比较敏感，所以刮拭时要慢要轻。上面的区域对应器官、心肺等。可以重点刮一下膻中穴，刮这里可以补气。气息不调、胸闷气短时刮这里都可以调整。膻中穴下面的区域是胃的体表投影区。中间刮完刮两侧。被刮者左侧是心脏的体表投影区，右边是肺的体表投影区，要从内向外横着刮。这时要采用平刮法顺着肋骨的走形来刮拭，刮痧板的角度要小，速度要慢，同时注意避开乳头。被刮者左边下半部分是脾脏胰腺的体表投影区，要从里到外分段横着刮，一直刮到胸部和腹部分界的中线，和背部刮痧连接，就是完整的健脾健胃法。右边是肝胆的体表投影区，也采用同样的方法刮拭，可起到疏肝利胆的作用。

胸部正中线任脉天突穴到膻中穴，用刮板角部自上向下刮拭。

胸部两侧以身体前正中线任脉为界，分别向左右（先左后右）用刮板整个边缘由内向外沿肋骨走向刮拭，注意隔过乳头部位。中府穴处宜用刮板角部从上向下刮拭。

刮拭胸部重点是任脉周围，从天突经璇玑、华盖、紫宫、玉堂、膻中到中庭，从上向下刮拭可刺激胸腺，胸腺为锥体形，由不对称的左、右两叶组成。胸腺大部位于上纵隔的腹侧部分，小部向下伸入前纵隔。一部在胸腔，一部在颈部。在胸腔的部分位于胸骨与心包之间。位于颈部的部分，则在胸骨舌骨肌与胸骨甲状肌之后，气管的前方及两侧，其上端有时可高达甲状腺的下缘。

注：胸腺既是淋巴器官，又具有内分泌功能。胸腺培养各种T细胞，它在细胞免疫功能中起着重要作用。另外，胸腺能产生激素样物质，如胸腺素和胸腺生成素等。

腹部刮痧法

有句话叫"腰带长，寿命短"。这是因为腰腹部穿行的经脉特别多，经脉管理的权限相应地也就非常大，遍布全身。这里是人体的中枢枢纽部位。如果一个人很胖，肚子很大，腹部脂肪很多，就会对穿行于腹部的经脉产生压迫，使得经脉的气血运行阻力加大，容易产生瘀滞。中枢枢纽发生瘀滞，身体上半部和下半部都会气血不足，废物也运不走。所以胖人容易头晕，患心脏病、脂肪肝，腿和膝关节也容易发生疼痛。

腹部刮痧的方法

腹部刮痧基本上是从上向下刮。但是有些情况正好相反，比如有些人有胃下垂等内脏下垂的症状，就要从下向上刮。有些特别顽固的便秘，要顺着大肠的走向刮。刮升结肠这段的时候，就要从下向上刮，刮横结肠的时候，要从右往左上刮。腹部刮痧操作简便，如果是要减肥的话，可以每天刮拭。最简便的方式就是不用脱掉衣服，可以隔着较薄衣服力度大一点地刮，刮到腹部发热一样有效。

腹部可以自己操作，刮痧时保持站立，两脚分开与肩同宽，收缩腹部，想象把肚脐贴到后腰上，然后哪里比较肥胖就从哪刮起。可以从肋骨上边开始，由上而下刮到小腹部。可以从右边依次往左边移动，再从左边依次往右边移动，刮拭20个来回。刮拭的关键是腹部要收缩，这时脂肪聚集在腹部，反复刮拭可以帮助脂肪燃烧，慢慢地肚子就会变小。同时还刮拭到了经脉，起到保健的作用。

但是如果进行腹部脏腑保健的刮痧时，不要收缩腹部。如果上腹部的胃消化功能不好，就可以重点刮肋骨下方。有些人"喝凉水都长肉"，有些人怎么吃都不长肉，可以以打圈的方式刮拭肚脐周围。这时要用力，力度要作用到肠胃上，才能起到"刮皮肉以调脏腑"的效果。下面是小腹部，它是泌尿系统的投影区。有些人年纪大了，这里就会出问题，尿失禁或者排尿困难。女性的宫寒等妇科疾病也可以通过刮拭小腹部来调节。小腹的中间是子宫的区域，两边是卵巢的区域。如果有妇科问题，刮拭这些部位时会感到疼痛，这时可以把衣服撩起来，涂上刮痧油继续刮，这些地方往往能刮出痧来，就有一个活血化瘀的作用。

有的人肚子容易着凉，吃饭时不能吃凉的，喝水也要热水，不然就不舒服。还有些人爱拉肚子，或者痛经，小腹部发凉，等等。这时可以把刮痧板全贴在掌心上，四个手指握住刮痧板，持板的手在下，另一只手在上，隔着衣服在上腹部按顺时针或逆时针的方向揉。肚脐容易受凉，消化和吸收不好的人，可以以相同的手法揉肚脐。再往下可以揉小腹部。对于寒气特别大特别重的人，还有一个好方法。先把刮痧板泡在将近八十摄氏度的温水里约十分钟，等板从里到外热透，取出擦干，这时它就像一个小热水袋。这次就不用隔着衣服了。躺在床上，哪凉就把板放在哪里揉。因为玉可以聚热，这个"小暖水袋"就会长期保持热度。宫寒、痛经的人，每次行经之前用这个方法把小肚子揉暖，痛经就会得到很大的改善。

想通过刮痧改善便秘的问题，可以在晚上睡觉之前和早晨起床之前重点刮大肠的部位。还可以从上到下刮肚脐的两侧，就会刮到治疗便秘的天枢穴。

四肢刮痧法

中医认为，人体的四肢和五脏是紧密相连的，是一体的。一个人的脏腑如果出现了问题，四肢关节也会有所反应。刮拭和调理四肢关节可以保健内脏。经络有"连接脏腑，网络肢节"的作用，把整个身体连为一体。所以，我们可以"查外而治内"，身体内部的问题会表现在外部。通过对身体外部的治疗可以作用于身体内部。所以，对四肢进行刮拭可以对内脏起到保健的作用。

如果四肢出现问题，会在面部有所表现。左右两边的上肢分别对应左右两边的两颊。很多人两颊上容易长斑，而且很难消除。按照全息经络的原理，这是上肢出现了问题。上肢和颈部、颈椎相连。所以，两颊长斑的人，往往颈肩会有问题。实际上，两颊的斑是颈肩部气血瘀滞的一个表现。现代女性两颊上长斑的越来越多，这和她们的生活习惯、穿衣戴帽的习惯密切相关。现代人使用电脑过多，不注意肩颈的保养。尤其是办公室的白领，工作时颈肩部长期保持同一姿势，肩颈的肌肉就会紧张、僵硬、痉挛，长此以往，这里的经络气血穿过的时候的阻力就会加大，就容易产生气血的瘀滞。反应在脸上，两颊上的斑就长出来了。

面部的嘴角两侧区域对应着人的下肢。看一个人腿脚好不好其实不用看腿，只要观察这个区域即可。很多人这两个部位黯淡没有光泽，这样的人往往腿部酸软无力，甚至发沉，严重者可能患有膝关节的疼痛等问题。这些都可以在脸上体现出来。所以，想要消除两颊上的斑，想要面颊下部红润起来，只要疏通四肢的气血经络，脸上的问题就会迎刃而解。也就是说，想要美容，首先要关心我们自己的身体，同时调理面部和身体。

四肢和脏腑的关系也十分密切。手臂内侧有三条经络，手臂外侧也有三条经络，上肢总共六条经络，下肢也有六条经络。它们分别连接人体的五脏六腑。所以，刮拭四肢，通过经脉线的传导，就可以达到调节脏腑的作用。手臂和下肢的内侧都走阴经，外侧都走阳经。阴经和五脏相连，阳经和六腑相连。

刮拭上肢内侧上边到大拇指的一条线可以检查肺的健康状况。刮拭中间到中指的线、下边到小指的线可以检查心脏的健康状况。刮拭上肢外侧上面到食指的一条线可以检查大肠，中间到无名指这条线可以查三焦，下面到小指外侧这条线可以查小肠。刮拭上肢时要特别注意肘窝。因为关节处活动很多，能量消耗很大，稍有气血不足的人，气血通过就会很艰难，就会产生瘀滞。我们可以在这里涂上刮痧油以后拍打肘窝。拍打肘窝时，手臂要先挺直，再放松，放在桌上或者床上，把刮痧油抹匀，然后手臂弯曲为弧状，用另一只手掌握住刮痧板拍打肘窝。

同样，拍打膝窝也很重要。膝窝的经脉贯穿全身，如果瘀滞，会影响很多部位的健康。什么样的人适合经常拍打膝窝呢？比如有黑眼圈的人，头容易不舒服，有高血压、头晕、头疼、脖子后面疼的人，还有背疼、腰疼、腿疼的人，腿爱抽筋的人。膝窝和肘窝都是很重要的部位，两处的穴位成为合穴，它就像河流汇入大海的闸门，如果这些穴位淤阻了，闸门关上了，精气就无法汇入五脏六腑。

人体衰老的很重要的表现是肢体灵活性变差、变僵硬，这是因为筋骨不再柔软。人的衰老是从"筋"开始的。那么哪个经脉哪个脏腑主筋呢？肝主筋，肝胆相连，肝经是腿的内侧的中线，也就是和裤子内侧裤线平行的一条线。胆经位于腿的外侧的中线，也就是和裤子外侧裤线平行的一条线。几乎全身的疼痛都和胆囊有关。肝经和胆经都与人体的衰老有关。做好这两条经脉的保健可以延缓衰老。

肾和膀胱的经脉在下肢后面。想要补肾，提高免疫力，可以刮一刮腿的后面。脾经和胃经与消化有关，脾胃是后天之本，想要提高身体抵抗力，病后加快恢复，脸部更紧致，延缓衰老，肌肉紧实，可以常常刮一下脾经和胃经。

对四肢刮痧时，要注意的是，四肢上有些关节的部位，脂肪较少，骨骼凸起，要根据骨骼的形态顺时减轻力度。肌肉丰满的地方，比如三角肌等，轻刮并不会起作用，就要用点力。

耳部刮痧法

对耳部进行刮拭，刺激耳廓的有关穴位时，可通过耳廓—经络—脏腑通路，传达到脏腑，调节脏功能。

刮痧美容法

面颊：在耳垂5、6区交界线之周围。

主治三叉神经、腮腺炎、痤疮及疖肿。

心：在耳甲中心最凹陷处。

通过刮拭，可宁心安神，调和气血，清心泻火。

肝：在耳甲艇部位。

舒肝利胆，驱除风邪，调和气血，明目健胃。

脾：耳甲腔的外上方。

生气血，营养肌肉，健脾补气。

肺：耳甲腔内，心穴的上下外三面。

利小便，补虚清热，皮肤疾患。

肾：在对耳轮下脚的下缘，小肠穴直上方。

壮阳气，益精液，强腰脊，补脑髓，利水道，明目聪耳。

胃：在耳轮脚消失处。

消化食、胃痛、胃炎、消化不良、牙痛等。

大肠：在耳轮脚上方内1/3处。

肠炎、痢疾、腹泻、阑尾炎、便秘、消化不良等。

小肠：在耳轮脚上方中1/3处。

消化不良、腹泻、腹胀、肠结核等。

三焦：在屏间切迹的上方。

综合体内五脏六腑的作用，如水肿。

手部刮痧法

　　手是人体的缩影，我们全身的五脏六腑在手上都能找到相对应的位置。

　　大拇指走的是肺经，那也就是说大拇指跟肺脏相连，所以要保护我们的肺脏可以刮一刮大拇指。肺经上的穴位，主治呼吸系统的毛病，比如：咳嗽、喘息、咽喉肿痛、外感风寒等。所以呼吸道有炎症或者感冒的人都应该刮一刮大拇指。大拇指有一个穴位在手指甲盖旁边，叫少商穴，从它这一直刮下来，沿着大拇指的外侧，一直刮到手腕内侧前边往下，这个方向刮下来都是强壮我们的肺。刮大拇指的具体操作方法为：从指尖开始，刮到手腕。刮的时候刮痧板和手呈45度角，注意不要大于45度角。可以从指尖刮向手腕，也可以从手腕刮向指尖，往哪个方向刮，刮痧板就往哪边倾斜，但是注意不要来回刮，否则很容易把皮肤刮破。此外，刮的时候用力不能太轻，否则治疗效果不明显，正确的用力大小，应该是以感觉力量能压到肌肉上为宜。然后可以刮刮指背，再刮刮指腹，把手指的各个方向，各个部位都刮到。

　　如果大拇指越到根部越细；或者你拿一只手迅速按一下大拇指的指肚，不能迅速弹起来的话，那就说明你的肺气不足，容易感冒，要注意休息，而且应该经常地刮一刮大拇指。

　　刮拇指的时候，除了刮拭整个手指，还有一个地方是重点要刮的，就是位于手指上井穴。每个指尖的部位都有一个穴位叫做"井穴"，是经脉的源泉。大拇指的井穴在手指甲盖的外侧。经脉如河流，出发地是井穴，所以井穴不通，气血就不通。如果嗓子发炎疼痛，刮这个穴位的时候会很疼，越疼越要刮，有时候刮完以后这里会出一个痧点，这对嗓子的症状缓解是很有效的。

　　食指这个部位走的是大肠经，也就是说食指跟大肠相连，我们刮拭食指，可以保健大肠，还可以对胃有保健作用。假如经常有胃疼、腹胀、便秘等症状就可以刮一刮食指。而且坚持经常刮拭大拇指，还能起到预防感冒的作用，而且对于呼吸系统的毛病，比如咳嗽、咽炎等也有不错的治疗作用。刮食指的时候先刮手指背侧，再刮侧面，把手指的各个方向，各个部位都刮到。

　　刮一刮食指指甲盖旁边的井穴有治疗痔疮和肛裂的作用，俗话说十人九痔，假如一刮食指的井穴特别的疼，那要注意纠正便溺的习惯，否则容易出现痔疮。假如有痔疮或肛裂，刮食指的经穴一定很疼，经常刮一刮，出一点小小的痧点，对痔疮、肛裂都有很好的治疗作用。如果食指有些弯曲，那就说明胃不太好，大肠也不太健康，也应该经常刮一刮食指来进行调节。

　　除了大拇指和食指，剩下的三个手指头也分别代表不同的身体部位。

　　要想保护心脏，要经常刮一刮中指和小指。中指和小指不够直，而且指尖部位的颜色偏暗，这都是一个心经气血失调、气血不足的一个表现，这样的人容易有头晕、心悸、气短、胸闷等症状。那么这些症状我们可以使用刮痧板经常地刮一刮中指和小指，特别是刮一刮中指肚，这个是中指的井穴，小指的井穴也就是心经的井穴，在小指的内侧手指甲盖旁边。

　　如果中指根部和无名指根部开始变细，把五个指头并拢的时候，手指头漏缝了，就说明肝胆的气血不足，因为这个部位跟肝胆有关系，这样的人容易出现眼睛干涩、视力减退，尤其是女性容易出现内分泌系统的毛病，容易脾气急躁。出现这些情况，就可以拿刮痧板，刮一刮无名指的根部，中指的根部，把它的前、后、左、右重点刮一刮，坚持一段时间可对肝胆系统有治疗保健作用。

　　如果无名指上两节跟其他的手指相比，看上去明显变细了，说明三焦经的气血不调，这种人容易出现神经功能失调，这样的人心理承受能力较差，容易失眠、多梦、偏头疼、神经衰弱。经常地对无名指整个的手指头来进行刮拭，可以调节神经系统，还可以调节内分泌系统。

　　最后剩下的就是小指了，如果小指尖端不直，往一侧或者往前弯曲，或者小指特别的短，那就代表心肾先天的功能比较弱，可以经常从指尖刮到手指的外侧，沿着手掌的外侧一直刮下来，然后刮到手臂内侧小指下方，这样对心、肾、泌尿、生殖系统，都有很好的保健作用。

　　除了手指，手掌上也有一些部位能直接反应身体各部分的情况。

　　大鱼际是大拇指下方饱满的、隆起的一块肌肉，它代表的是脾。中医说的脾，主要指的是人的消化吸收功能。刮拭大鱼际就能强壮我们的消化系统。刮拭大鱼际的时候压力要大一些，因为这里的肌肉比较丰厚。如果大鱼际长得特别饱满，说明先天的脾胃功特别强壮。

小鱼际的位置位于小拇指下，这块比较饱满的、隆起的肌肉，代表的是肾。如果小鱼际特别饱满，弹性特别好，那说明肾经特别充足，这样的人精力充沛。如果小鱼际瘪瘪的，用手一压半天都不起来，这就说明肾气不足，这个时候就应注意不要过多的透支体力，还需要经常刮一刮小鱼际。

在刮拭大鱼际、小鱼际和手掌中心的时候，要注意保持正确的手法：还是要先涂刮痧油，手掌的皮肤比较厚，可少涂一点刮痧油。刮痧板和手呈45度角，注意不要大于45度角。可以从上往下刮，也可以从下往上刮，往哪个方向刮就往那边倾斜。但是注意不要来回刮，否则很容易把皮肤刮破。用力不能太轻，否则治疗的效果不明显，正确的用力大小，应该是以感觉力量能压到肌肉上为宜。

手掌的中心比较凹陷的这一块部位，和胃相对应，如果胃怕凉，经常胃胀、胃疼，可以用刮痧板刮一刮手掌心这个位置，有强壮胃的作用。这个部位还是中医的心包经所在，也是一个重要的穴位劳宫穴的位置，刮刮这个位置，既可以强壮胃，对心脏也有好处。

另外，在刮手掌的时候，如果发现某些区域特别的疼痛，下面感觉不平顺，那么还有一种特殊的刮法。可以把刮痧板平放在这个区域，然后做一个平面的按揉，压住皮肤不动，要有渗透力，作用力要渗透到肌肉的深部，做一个弧形的旋转的按揉，这样叫做平面按揉法。平面按揉法对疼痛点，也就是经脉淤滞的部位，进行一个重点的刮拭，作用力能够直接渗透到淤滞的部位，缓解局部经脉淤滞的状况。

除了手指和手掌心，手部还对应着我们身体的一个重要部位——脊柱。

手背对应我们的背部，是腰背部整个脊柱的缩影，它以中指为中心，中指握起拳来，靠近手掌的这一节骨头，对应着我们的颈椎，中指上边这两节，对应我们的后头部和大脑，然后手背也就是中指下这个长度，叫第三掌骨，跟我们的胸椎、腰椎相对应。脊柱的每节骨头，在手背上都能找到具体的位置。找的时候把手握拳，手背上中指突起的地方和我们脖子上的大椎相对应，手腕的横纹的中点和我们脊柱最下端的尾骨相对应，手背中间就代表我们的腰部，和肚脐平行的位置，相当于是第二腰椎。人体一共有五节腰椎，它上面一点就是第一腰椎，下面就是第三、四、五节腰椎。

由于手背的皮肤特别薄，很容易把皮肤刮破，所以刮拭手背之前，一定涂抹刮痧油，之后用刮痧板一点儿一点儿地往前刮拭。如果有疼痛的时候，要体会一下它是酸疼、胀疼、还是刺疼，假如感觉是酸疼，说明是气血不足的一个虚症；如果刮起来有点胀疼，按中医的话说叫气滞，是气肌的不通畅和失调；假如刮起来的感觉像小针扎的一样刺痛，这是血瘀的表现。刮痧的时候有酸痛、胀痛和刺痛的感觉，就说明脊椎可能有潜在的健康隐患。那么对于刮拭起来感觉疼痛的地方，可以多滴一滴刮痧油，把润滑度增加一些，做一个重点的刮拭，这样局部疼痛的症状慢慢就会减轻。如果经常刮拭，相对应的颈椎、腰椎这些区域的病变，也可以向康复方面发展，起到一个治疗作用。

手背刮痧还能帮助缓解突然的扭伤。比方说突然出现了腰扭伤，特别疼，可以拿刮痧板刮手背上相对应的部位，也能起到治疗和缓解的作用。中间的第三掌骨正对应脊柱，刮第三掌骨和第四掌骨的骨缝，把刮痧板立起来垂直压下去，然后压住皮肤不要动，上下移动寻找那个最疼的点，压住它，慢慢地揉。骨缝的地方对应的就是脊柱两侧的肌肉，用这种按揉的方法，把手部痉挛的点、僵硬的点揉软了、揉开了的时候，相对应的肌肉痉挛的症状也会得到缓解。

手部刮痧的时候两只手都可以刮拭，没有必要分男左女右。不过在刮的过程中有一点是要特别注意的：如果发现伴有手指的关节僵硬不灵活，可能说明骨头有病变，比如类风湿等，这种情况一定要及时去医院做进一步的检查。

最后还要注意的是，要想刮痧的效果好，刮的速度可以慢一点，一边刮一边寻找哪里疼痛明显，遇到了这样的地方，就涂上刮痧油多刮几下，经常地刮拭，疼痛越来越轻，这个保健作用就特别明显了。此外，手指的刮痧保健，是促进气血的循环，所以刮完痧以后配合一个手指的主动运动，把手指张合几次，效果会更好。刮痧的时候，每次刮20~30下微热就可以了，每天可以刮拭一到两次。

十区刮痧法

1. 一区颈椎区

治疗范围

颈椎病、肩周炎、落枕、偏头痛、眩晕、恶心、感冒发烧；中风前兆、手足麻木、中风后遗症、帕金森氏综合症、失语、半身不遂；神经皮炎、药物性皮炎、牛皮癣、皮肤瘙痒症、荨麻疹、玫瑰糠疹；中暑、面神经麻痹、三叉神经痛、甲状腺机能亢进（减低）、单纯性甲状腺肿、神经衰弱、精神分裂症、癫痫、癔病、小儿流行性腮腺炎、酒渣鼻、扁平疣、面部单纯疱疹、须发早白、斑秃；心脏病、近视、远视、散光、白内障、麦粒肿、迎风流泪、角膜炎、青光眼、眼底出血、耳鸣、耳聋、牙痛、鼻炎、鼻出血、咽炎、声带嘶哑、扁桃腺炎。

刮拭方法

（1）风府穴至身柱穴，重点刮拭风府。
（2）风池穴至肩进穴，重点刮拭风池。
（3）从风府穴至身柱穴，刮夹脊穴。
（4）每个位置刮痧一般刮试30下左右，刮到没有出现新痧为止。

2. 二区脊椎区

二后区主治：

发热感冒、高血压、中风、半身不遂、失语、皮肤病、带状疱疹、湿疹、玫瑰糠疹、皮炎、牛皮癣、皮肤瘙痒症、荨麻疹、养颜美容、青春痘、痤疮、雀斑、黄褐斑、红血丝、甲亢、强直性脊柱炎、风湿类风湿性关节炎、痛风、红斑狼疮。

二前区主治：

风湿类风湿性关节炎、痛风、红斑狼疮、高血压、甲亢、强直性脊柱炎、皮肤病、带状疱疹、湿疹、玫瑰糠疹、皮炎、牛皮癣、皮肤瘙痒症、荨麻疹、养颜美容、青春痘、痤疮、雀斑、黄褐斑、红血丝。

刮拭方法

（1）大椎穴至腰阳关，分段刮试，每段 10~15 厘米。
（2）用刮痧板两个夹角，刮夹脊穴。每段 10~15 厘米。
（3）每段位置刮痧一般刮拭 30 下左右、到没有出现新痧为止。

3. 三区腰痛区

主治范围

腰腿痛、坐骨神经痛、腰椎间盘突出、股骨头坏死、泌尿性肾炎、膀胱炎、尿道感染、前列腺、妇科、肛肠肠炎、便秘、痔疮、脱肛、中风、半身不遂。

刮拭方法

（1）背部及身体两侧，从腰带以上约20厘米处开始，至尾椎处的全部肌肉。发现结节，重点刮之。
（2）每个位置刮痧一般刮拭 30 下左右、刮到没有出现新痧为止。

4. 四区腿后侧

主治

中风、半身不遂、腰腿痛、坐骨神经痛、腰椎间盘突出、股骨头坏死、强直性脊柱炎、膝关节痛、足跟痛、腿肚子转筋、疔病、痈肿。

刮拭方法

（1）从尾椎处开始，将屁股及下肢后侧的所有肌肉全部刮拭，重点刮拭环跳、殷门、委中、承山等穴。

（2）扣拍委中穴。发现结节，重点刮之。

（3）每段刮痧距离为 15 厘米左右。

（4）一般刮拭 30 下左右或刮到没有出现新痧为止。

5. 五区大腿外侧

主治

中风、半身不遂、腰腿痛、坐骨神经痛、腰椎间盘突出、股骨头坏死、膝关节痛、腿肚子转筋。

刮拭方法

（1）从尾椎处开始，将屁股及下肢左右侧的所有肌肉全部刮拭，重点刮拭风市、阳陵泉、足三里、丰隆、悬钟等穴。发现结节，重点刮之。

（2）每段刮痧距离为 15 厘米。

（3）一般刮拭 30 下左右或刮到没有出现新痧为止。

6. 六区肘内侧

主治

发热、感冒、咳嗽、哮喘、肺炎、肺结核、心绞痛、心脏病、心肌梗塞、中风前兆、中风、半身不遂、失语、网球肘、带状疱疹、中暑、鼻炎。

刮拭方法

（1）刮拭肘内侧并扣拍尺泽。刮拭时，尽量分别向上下延伸，效果会更好。

（2）每段刮痧距离为 15 厘米。

（3）一般刮拭 30 下左右或刮到没有出现新痧为止。

7. 七区胳膊外侧

主治

发热、感冒、鼻炎、偏头痛、半身不遂、中风、颈椎病、肩周炎、网球肘、中暑、鼻炎、肠炎、便秘。

刮拭方法

（1）从肩髃到外关，从上往下刮拭。

（2）每段刮痧距离为 15 厘米。

（3）一般刮拭 30 下左右或刮到没有出现新痧为止。

8. 八区小腿内侧

主治

皮肤类：丹毒、湿疹、神经性皮炎、牛皮癣、荨麻疹、药物性皮炎。

妇科：宫颈炎、阴道炎、盆炎、月经不调、功能性子宫出血、痛经、闭经、更年期综合征、带下病、子宫肌瘤、卵巢囊肿。

美容：痤疮、黄褐斑、扁平疣。

男科：前列腺炎、前列腺肥大、遗精、阳痿。

其他：肥胖、斑秃、肺结核、腹泻、肝炎、黄疸、失眠多梦、眩晕、低血压、贫血、自汗、盗汗、肾炎、糖尿病、甲亢、神经衰弱、癔病、膝关节炎、腓肠肌痉挛（小腿肚子转筋）、血栓闭塞性脉管炎、痔疮、小儿遗尿症、泌尿性结石、眼底出血、鼻窦炎、鼻衄。

刮拭方法

（1）从阳陵泉刮至太冲，重点刮拭地机、三阴交。

（2）每段刮痧距离为 15 厘米。

（3）一般刮拭 30 下左右或刮到没有出现新痧为止。

9. 九区小腿外侧

主治

膝关节炎、膝肿痛、下肢痿痹麻木、胁肋痛、半身不遂、呕吐、黄疸、脚气、小儿惊风、坐骨神经痛、肝炎、黄疸、胆囊炎、胆结石、胆道蛔虫症、心绞痛、心悸、小儿舞蹈病。

刮拭方法

（1）从阳陵泉开始，刮到悬钟。

（2）每段刮痧距离为 15 厘米。

（3）一般刮拭 30 下左右或刮到没有出现新痧为止。

10. 十区小腿外前侧

主治

感冒、哮喘、肺炎、胃痛、阑尾炎、呃逆、呕吐、腹胀、腹痛、胃下垂、腹泻、痢疾、便秘、脱肛、黄胆、胆囊炎、胆结石、中风前兆、中风、半身不遂、失语、帕金森氏综合征、单纯性甲状腺肿、心悸、心绞痛、高血压、低血压、贫血、糖尿病、神经衰弱、精神分裂症、遗精、阳痿。

刮拭方法

（1）从足三里刮至丰隆。

（2）每段刮痧距离为 15 厘米。

（3）一般刮拭 30 下左右或刮到没有出现新痧为止。

第六章 常见疾病的刮痧疗法

人体病症有千千万万种，而有一些疾病是常见的，比如感冒、中暑等等，人们对此总结出了一些常用规律，而针对这些常见疾病，也有着相应的刮痧疗法。

内科疾病的刮痧疗法

1. 发热

发热是指体温升高超过正常范围，可见于多种疾病，诸如病毒、细菌、立克次体原虫、寄生虫所引起的各种传染病，身体局部感染，组织破坏或坏死等感染性疾病；药物反应，甲状腺机能亢进，神经性低热等非感染性疾病。经医生明确诊断、指导用药后，可用刮痧辅助退热。

【刮痧治疗】

头部：全息穴区——额中带、额旁一带（双侧）。
胆经——双侧风池。
背部：督脉——大椎至至阳。膀胱经——双侧大杼至肺俞。
上肢：大肠经——双侧曲池、合谷。三焦经——双侧外关。
肺经——双侧列缺。
下肢：肾经——双侧复溜。

小提示

> （1）刮痧后，饮2~3杯热水，以协助发汗退烧。刮痧后半个小时内不宜洗澡。
> （2）勿暴露出痧部位，御寒为主。
> （3）避开皮肤有疖肿、破损、痣斑等部位。
> （4）饭后一小时、空腹或大汗后的病人不宜刮痧。如高热不退，需送医院就诊，以查明是否其他原因。
> （5）饮食宜选用清淡而易于消化的流食和半流食，禁食高脂肪油煎熏烤炒炸的食物。

2. 头痛

头痛是很多疾病都可以引起的一种自觉症状，局部疾病如颅内脑实质疾患、脑水肿、脑血管病后遗症、脑炎后遗症、脑血管疾患、脑膜疾患、近颅腔的眼耳鼻咽疾患；感染中毒性疾病如流感、肺炎、疟疾、伤寒、煤气中毒、尿毒症、菌血症；心血管系统疾病如高血压、动脉硬化、贫血、心脏病；机能性疾病如神经衰弱、偏头痛、精神紧张性头痛、癔病和癫痫后头痛。明确诊断后，均可照此刮痧治疗。

【刮痧治疗】

头部：全息穴区——额中带、额顶带后1/3、顶颞前斜带下1/3（患侧）。

经外奇穴——双侧太阳。

胆经——双侧曲鬓、风池。胃经——双侧头维。

督脉——百会。以其为中心，分别向前至神庭、向左右至耳上区、向后至哑门。

疼痛重者加阿是穴。

肩部：胆经——双侧肩井。

上肢：大肠经——双侧曲池、合谷。

小提示

> 刮痧治疗头痛的效果非常的好,但应结合现代的诊断方法,注意颅脑内的实质性病变要结合其他治疗方法。

3. 感冒

感冒是四季常见外感病,中医又有风寒外感、风热外感和暑湿外感之分。常见有头痛、发热、畏寒、乏力、鼻塞、流涕、打喷嚏、咽痛、干咳、全身酸痛等症状,部分患者还可出现食欲不振、恶心、便秘或呕吐、腹泻等消化道症状。

【刮痧治疗】

头部:全息穴区——额中带、额旁一带(双侧)。

督脉——百会至哑门。胆经——双侧风池。

大肠经——双侧迎香。

背部:督脉——大椎至至阳。

胸部:肺经——双侧中府。

上肢:大肠经——双侧曲池、合谷。

肺经——双侧列缺、尺泽。

下肢:胃经——双侧足三里。

小提示

> 平时易患感冒的人,在易感季节每天使用艾柱灸双侧足三里穴可以起到预防感冒的作用。

4. 中暑

中暑是由于盛夏感受暑热所致,由于病情轻重程度之不同而症状表现各异。临床可见大量汗出、口渴、头昏耳鸣、胸闷、心悸、恶心、四肢无力、皮肤灼热,甚则猝然昏倒、不省人事。高温作业如出现类似症状可照此刮痧治疗。

【刮痧治疗】

头部：全息穴区——额中带、额旁一带（双侧）、额顶带前1/3。

督脉——人中。

背部：督脉——大椎至至阳。

膀胱经——双侧肺俞至心俞。

小肠经——双侧天宗。

上肢：心包经——双侧曲泽至内关。

大肠经——双侧曲池、合谷。

下肢：膀胱经——双侧委中。

小提示

中暑发病急骤，必须及时给予治理，否则会有生命危险。首先应该把患者移至通风阴凉的地方。重者严密观察病情的变化。

5. 咳嗽

咳嗽是呼吸系统疾病的主要症状之一。根据其发病原因，可概括分为外感咳嗽和内伤咳嗽两大类。外感咳嗽起病急、病程短，同时往往伴随上呼吸道感染的症状。内伤咳嗽病程长，时轻时重。本症常见于急慢性支气管炎、肺炎、支气管扩张、肺气肿、肺结核等疾病。

【刮痧治疗】

头部：全息穴区——额中带、额旁一带（双侧）。

背部：督脉——大椎至至阳。

膀胱经——双侧大杼至肺俞。

胸部：任脉——天突至膻中。

前胸——由内向外刮拭。

肺经——双侧中府。

上肢：肺经——双侧尺泽、列缺。

大肠经——双侧合谷。

6. 哮喘

哮喘是一种常见的反复发作性的呼吸系统疾病。喉中痰鸣声谓之哮，呼吸急促困难谓之喘。哮和喘常相伴发生，难以严格划分，故称为哮喘。支气管哮喘、喘息性慢性支气管炎、阻塞性肺气肿以及其他疾病所见的呼吸困难皆可照此刮痧治疗。

【刮痧治疗】

头部：全息穴区——额中带、额旁一带（双侧）、额顶带前 1/3。

背部：督脉——大椎至至阳。

膀胱经——双侧大杼至膈俞。

奇穴——双侧定喘、气喘。

膀胱经——补刮双侧志室、肾俞。

胸部：任脉——天突至膻中。

前胸——由内向外刮拭。

肺经——双侧中府。

上肢：心包经——双侧曲泽经内关直至中指尖。

咳嗽加肺经——双侧尺泽至太渊。

痰多加胃经——双侧足三里至丰隆。

7. 发热

发热可见于多种疾病，诸如病毒、细菌、立克次体原虫、寄生虫所引起的各种传染病，身体局部感染，组织破坏或坏死，药物反应，甲状腺机能亢进，神经性低热等等。经医生明确诊断、指导用药后，可用刮痧辅助退热。

【刮痧治疗】

头部：全息穴区——额中带、额旁一带（双侧）。

胆经——双侧风池。

背部：督脉——大椎至至阳。膀胱经——双侧大杼至肺俞。

上肢：大肠经——双侧曲池、合谷。三焦经——双侧外关。

肺经——双侧列缺。

下肢：肾经——双侧复溜。

小提示

（1）刮痧后，饮2~3杯热水，以协助发汗退烧。刮痧后半个小时内不宜洗澡。

（2）勿暴露出痧部位，御寒为主。

（3）避开皮肤有疖肿、破损、痣斑等部位。

（4）饭后一小时、空腹或大汗后的病人不宜刮痧。如高热不退，需送医院就诊，以查明是否其他原因。

8. 肺炎

肺炎发病急剧，最常见的症状为寒战、高热、胸痛、咳嗽、咳吐铁锈色痰。体温可在数小时内升达39~40℃，持续高热，同时伴头痛、疲乏、全身肌肉酸痛。若病变范围广泛，可因缺氧引起气急和发烧。部分肺炎患者伴有明显的消化道症状，如恶心、呕吐、腹胀、腹泻、黄疸等。

【刮痧治疗】

头部：全息穴区——额旁一带（双侧）、额顶带前1/3。

背部：督脉——大椎至至阳。

膀胱经——双侧风门、肺俞、心俞。

胸部：任脉——天突至膻中。

前胸——由内向外刮拭。

上肢：肺经——双侧尺泽、孔最。

大肠经——双侧曲池。

下肢：胃经——双侧丰隆。

9. 胃脘痛

胃脘痛是指疼痛在上腹心窝处及其邻近部位，故古代又有心痛之称。本证常见于急慢性胃炎，胃及十二指肠溃疡，以及胃痉挛或胃神经官能症等。食欲不振、胃扩张可参考此症刮痧治疗。

【刮痧治疗】

头部：全息穴区——额旁二带（双侧）、额顶带中 1/3。

背部：膀胱经——双侧胆俞、脾俞、胃俞。

腹部：任脉——上脘、中脘。

上肢：心包经——双侧内关。

下肢：胃经——双侧梁丘、足三里。

10. 呕吐

呕吐是一种反射性动作，借以将胃中的内容物从口腔中突然排出，对人体是一种保护作用。中医认为因胃失和降、胃气上逆而导致的。

常见的有神经性呕吐及急慢性胃炎、幽门痉挛或狭窄、先天性肥厚性幽门梗阻、不完全性幽门梗阻、胆囊炎、肝炎、腹膜炎、胰腺炎、百日咳、晕车晕船、耳源性眩晕等所出现的呕吐，在明确病因后，皆可照此对症刮痧治疗。

【刮痧治疗】

头部：全息穴区——额旁二带（双侧）、额顶带中 1/3。

背部：督脉——至阳至脊中。膀胱经——双侧膈俞至胃俞。

腹部：任脉——天突、中脘。

上肢：心包经——双侧内关。

下肢：胃经——双侧足三里。脾经——双侧公孙。

> 对于由某些严重的疾病引起的呕吐，比如说上消化道严重梗阻、癌肿引起呕吐，刮痧只能做对症处理，此外还需要结合其他的治疗方法对原发病进行积极的治疗。

11. 腹痛

腹痛是泛指胃脘以下、耻骨以上部位发生的疼痛，多与脾、胃、大肠、肝、胆等脏器有密切关系，诸如急慢性胰腺炎、急慢性肠胃炎、胃肠痉挛等皆可见此症。临床症状可由疾病的性质、部位的不同而表现各异。或腹痛剧烈，或腹痛绵绵，或脘腹胀痛等。在明确诊断后，均可照此对症刮痧治疗。

【刮痧治疗】

头部：全息穴区——额旁二带（双侧）、额顶带中 1/3。
背部：膀胱经——双侧脾俞至大肠俞。
腹部：任脉——中脘至关元。
胃经——双侧天枢。
上肢：心包经——双侧内关。
下肢：胃经——双侧梁丘、足三里至上巨虚。

12. 胃下垂

胃下垂多见于瘦长体形的人。胃下垂至脐腹乃至小腹部，食后脐腹或小腹饱胀，胃排空迟缓，嗳气嘈杂，气短乏力，也可伴有其他脏器下垂。多因饮食失节，劳倦过度，导致中气下陷，升降失常所引起。

【刮痧治疗】

头部：全息穴区——额顶带中 1/3、额旁二带（双侧）。
督脉——百会。
背部：膀胱经——双侧脾俞至肾俞。
腹部：任脉——下脘至上脘，中极、关元、中脘等穴位。
奇穴——双侧胃上。
下肢：胃经——双侧足三里。
脾经——双侧地机、公孙。

13. 腹泻

腹泻也称泄泻，主要表现是大便次数增多，便质稀薄如糜，可象浆水样。秋冬季节多见。急慢性肠炎、肠结核、肠功能紊乱、慢性结肠炎、直肠炎、伤食泄、结肠过敏等，都可有腹泻出现，均可照此刮痧治疗。

【刮痧治疗】

头部：全息穴区——额旁二带（双侧）、额顶带后 1/3。

背部：膀胱经——双侧脾俞至大肠俞。

腹部：任脉——中脘至气海。

胃经——双侧天枢。

下肢：胃经——双侧足三里至上巨虚。

脾经——双侧阴陵泉、公孙。

14. 便秘

凡大便干燥，排便困难，秘结不通超过3天以上者称为便秘。如大便秘结不通，多日一解，排便时间延长，或虽有便意而排便困难者均可照此刮痧治疗。

【刮痧治疗】

头部：全息穴区——额顶带中1/3、额顶带后1/3。

背部：膀胱经——双侧大肠俞。

腹部：胃经——双侧天枢。

脾经——双侧腹结。

上肢：三焦经——双侧支沟。

大肠经——双侧手三里。

下肢：胃经——双侧足三里至上巨虚。

> 患者应注意改变饮食习惯，多吃蔬菜水果，进行适当的体育锻炼，养成定时排便的习惯。

15. 心悸

心悸是指病人自觉心慌不安，不能自主，或伴见脉象不调。一般呈阵发性，每因情绪波动或劳累过度而发作。本症可见于各种原因引起的心律失常，如各类心脏病、甲亢、贫血、神经官能症等。

【刮痧治疗】

头部：全息穴区——额中带、额旁一带（右侧）。

背部：督脉——大椎至至阳。

膀胱经——双侧心俞、胆俞。

胸部：任脉——膻中至巨阙。

上肢：心经——双侧阴惜至神门。

心包经——双侧郄门至内关。

下肢：心神不宁加胆经——双侧阳陵泉。

胃经——双侧足三里。

16. 失眠、多梦

失眠是指经常不能获得正常的睡眠而言。轻者入睡困难，或睡而不实，或醒后不能入睡；重者可彻夜不眠。本症可单独出现，也可与头痛、头晕、心悸、健忘等症同时出现。神经衰弱、神经官能症以及因高血压、贫血等引起的失眠、多梦均可参照本症刮痧治疗。

【刮痧治疗】

头颈部：全息穴区——额旁一带（右侧）、额顶带后1/3、顶颞后斜下1/3（双侧）。

胆经——双侧风池。

奇穴——四神聪、双侧安眠。

背部：膀胱经——双侧心俞、脾俞、肾俞。

上肢：心经——双侧神门。

下肢：脾经——双侧三阴交。

17. 眩晕

眩晕以头晕眼花、恶心呕吐、耳鸣等为特征。可见于高血压病、脑动脉硬化、贫血、内耳性眩晕、神经衰弱等多种疾病。

【刮痧治疗】

头颈部：全息穴区——额中带、额顶带后1/3、顶颞后斜带下1/3（双侧）。

奇穴——四神聪。

督脉——百会至风府。

胆经——双侧头临泣、风池至肩井。

背部：膀胱经——双侧肝俞、肾俞。

下肢：胃经——双侧足三里。

脾经——双侧三阴交。

肝经——双侧太冲。

肾经——双侧涌泉。

18. 高血压

凡动脉血压长期持续超过140/90毫米汞柱（18.7/12.0kpa）则称为高血压，分为原发性和继发性。原发性高血压占高血压患者的大多数，发病原因不明确；继发性高血压是指由某些明确疾病引起的高血压。

高血压常见头痛、头晕、耳鸣、失眠、心烦易激动、腰腿酸软等症。日久可导致心脏与心、脑、肾及眼底血管发生病变。无论是原发性高血压或继发性高血压，皆可照此刮痧治疗。

【刮痧治疗】

头颈部：全息穴区——额中带、额顶带后1/3、额旁二带（左侧）。血管舒缩区。

督脉——百会至风府。

胆经——双侧头临泣至风池、肩井。

奇穴——双侧太阳、血压点。

背部：督脉——大椎至长强。

膀胱经——双侧肺俞至心俞。

上肢：大肠经——双侧曲池。

下肢：胆经——双侧风市。

胃经——双侧足三里。

肾经——双侧太溪。

肝经——双侧太冲。

19. 低血压

凡血压偏低，自觉头晕、四肢乏力、心悸气短、不耐劳作者，皆可照此刮痧治疗。

【刮痧治疗】

头颈部：全息穴区——额中带、额旁一带（双侧）、额顶带后 1/3。

督脉——百会。

奇穴——双侧血压点。

背部：膀胱经——双侧厥阴俞至膈俞、肾俞、志室。

胸部：任脉——膻中至中脘。

上肢：心包经——双侧内关。

下肢：胃经——双侧足三里。

脾经——双侧三阴交。

肾经——双侧涌泉。

20. 水肿

下肢肿胀，甚至腰以下皆肿，按之凹陷，或头面浮肿，可见于慢性肾炎、慢性肾盂肾炎、尿毒症、各类心脏病、心功能不全、心力衰竭等病症。

【刮痧治疗】

头部：全息穴区——额顶带后1/3、额旁二带（右侧）、额旁三带（双侧）、顶枕带下1/3。

背部：膀胱经——双侧肺俞、三焦俞至膀胱俞。

腹部：任脉——水分至关元。

肾经——双侧盲俞至大赫。

头面先肿者：加刮大肠经——双侧偏历至合谷。

三焦经——双侧支沟至阳池。

下肢先肿者：加刮肾经——双侧复溜至太溪、涌泉。

21. 中风先兆

凡是有高血压、动脉硬化病史，见突发头晕或头晕加重，头痛疲乏，烦躁者；或一侧肢体麻木或肢体无力，应警惕发生中风先兆。此病刮痧除治疗中风先兆外，也有预防中风和治疗脑动脉硬化的作用。

【刮痧治疗】

头部：全息穴区——血管舒缩区、额中带、额旁一带（右侧）、额顶带后 1/3、顶颞前斜带（对侧）。

督脉——百会。

胃经——双侧头维。

胆经——双侧风池。

奇穴——双侧太阳。

背部：督脉——大椎。

胆经——双侧肩井。

上肢：大肠经——患侧曲池。

心包经——患侧间使至内关。

下肢：胆经——患侧风市。

胃经——患侧足三里、丰隆。

22. 中风

中风包括西医所说的脑梗塞、脑出血、短暂性缺血性脑血管病等。其轻者神志尚清，口眼歪斜，舌强语涩，半身不遂，情绪不稳。重者则见突然昏仆，神志不清，半身瘫痪，口歪流涎，舌强失语，并有生命危险。

【刮痧治疗】

头颈部：全息穴区——血管舒缩区、额中带、额旁一带（右侧）、额顶带后 1/3、顶颞前斜带（对侧）。

督脉——百会至风府。

胆经——双侧风池至肩井。

背部：督脉——大椎、神道至至阳。

膀胱经——双侧风门至心俞。

胸腹部：任脉——膻中至鸠尾。

上肢：心包经——双侧曲泽至内关。

下肢：肝经——双侧太冲。

膀胱经——双侧京骨。

胃经——双侧丰隆。

23. 面神经麻痹

本病有中枢性和周围性之分，可见一侧面部板滞、麻木、瘫痪，不能作蹙额、皱眉、露齿、鼓颊等动作，口角向健侧歪斜，漱口病侧漏水，进食常有食物停留于齿颊间，或眼睑闭合不全，迎风流泪。本病初起可见耳后、耳下及面部疼痛。周围性面神经麻痹、面肌痉挛可照此刮痧治疗。

【刮痧治疗】

头部：全息穴区——额中带、顶颞前斜带下 1/3（双侧）。

奇穴——患侧太阳、牵正。

胆经——患侧阳白、风池。

大肠经——患侧迎香。

三焦经——患侧翳风。

胃经——患侧地仓至颊车。

上肢：大肠经——对侧合谷。

小肠经——对侧少泽。

下肢：胃经——对侧内庭。

膀胱经——对侧昆仑。

小提示

> 患者应避免脸部受寒风吹，必要时可带口罩和眼罩进行防护。注意少言笑，可配合热敷、理疗、按摩综合治疗。

24. 胃病

胃痛又称胃脘痛，由外感邪气，内伤情志，脏腑功能失调等导致气机郁滞，胃失温煦与滋养导致。系以上腹胃脘部疼痛为主症的病证。该病在消化系统中最为常见，人群中发病率最高，西医学中可见急慢性胃炎、消化性溃疡、胃痉挛等疼痛。

病因病机：

（1）寒邪客胃。外感寒邪，脘腹受凉，寒邪内客于胃；过服寒凉，寒凉伤中，致使胃气不和收引作痛。

（2）饮食伤胃。饮食不节，暴饮暴食，损伤脾胃，内生食滞，胃气失和而疼痛；五味过极，辛辣无度，肥甘厚腻，饮酒如浆，则蕴湿生热伤脾碍胃，脘闷胀痛。

（3）肝气犯胃。忧思恼怒，情志不遂，肝失疏泄，气机阻滞，横逆犯胃，胃失和降而发胃痛。

（4）脾胃虚弱。素体禀赋不足或劳倦过度，或久病脾胃受损，或肾阳不足失于温煦均可引起脾胃虚弱，中焦虚寒，致使胃失温养作痛，或如《证治汇补·心痛》曰："服寒药过多，致脾胃虚弱，胃脘作痛。"

治疗

（1）寒邪客胃

取穴：中脘至脐中、内关、梁丘、足三里、公孙。

刮拭顺序：先刮腹部中脘至脐中重刮中脘，再刮前臂内关，然后刮下肢内侧公孙，最后从梁丘刮至足三里。

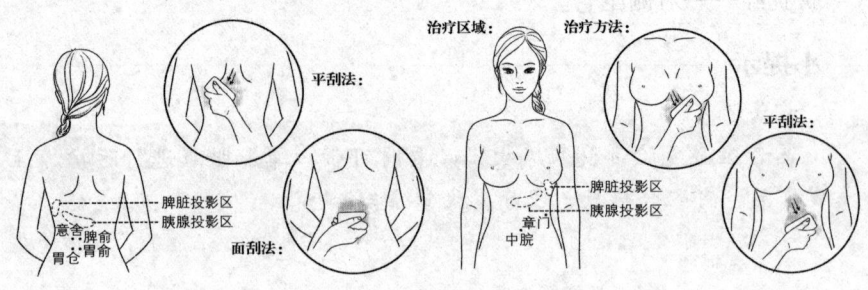

胃病刮痧法

刮拭方法：泻法。

方义：胃之募穴中脘与下合穴足三里相配以疏调胃气止痛，内关、公孙是八脉交会穴相配，能宽胸理气，开郁止痛，善治胸胃疼痛；梁丘为胃经郄穴可止胃痛。

（2）饮食停滞

取穴：天枢、足三里、内关、里内庭、下脘至脐中、阴陵泉。

刮拭顺序：先刮腹部下脘至脐中、天枢，再刮前臂内关，然后刮下肢阴陵泉，足三里最后刮里内庭。

刮拭方法：泻法

方义：天枢为足阳明胃经之穴又为大肠之募，可通调腑气，使食滞下行；足三里能健胃消积，推陈导滞；内关宽胸利膈，降逆止呕；内庭，下脘专消宿食；阴陵泉可运脾除胀。

（3）肝气犯胃

取穴：足三里、中脘、太冲、期门、内关、膻中。

刮拭顺序：先刮胸腹部膻中至中脘，再刮胁部期门，然后刮前臂内关，再刮下肢足三里，最后刮足背的太冲穴。

刮拭方法：泻法

方义：足三里、中脘疏通胃气以开清降浊；膻中宽胸利气；太冲为肝经原穴、期门为肝之募穴，两穴相配以平抑肝气之冲逆，降逆和胃；内关宽胸理气开郁止痛。

（4）胃热炽盛

取穴：上脘、梁丘、行间、内庭、合谷、三阴交。

刮拭顺序：先刮腹部上脘，再刮手背合谷，然后刮下肢内侧三阴交，再刮膝部梁丘，最后刮足背部行间、内庭。

刮拭方法：泻法

方义：上脘穴是任脉和足阳明胃经交会穴，降逆和胃；梁丘为胃经郄穴治胃痛；行间清泻肝胆湿热，和胃止痛；胃经荥穴内庭，配合谷清泻胃热；三阴交清热除湿，健脾和中。

（5）瘀阻胃络

取穴：中脘、足三里、内关、膈俞、期门、公孙、三阴交。

刮拭顺序：先刮背部膈俞，再刮腹部中脘，胁部期门，然后刮前臂内关，接着刮下肢内侧三阴交、公孙，最后刮下肢外侧足三里。

刮拭方法：泻法。

方义：中脘、足三里疏调胃气止痛；内关公孙是八脉交会穴相配，能宽胸理气，开郁止痛；膈俞乃血之会穴，配期门可舒肝活血；三阴交为足三阴经之会穴，可活血通络。

（6）胃阴亏虚

取穴：脾俞至胃俞、中脘、章门、内关、足三里、血海、三阴交。

刮拭顺序：先刮背部脾俞至胃俞，再刮腹部中脘、胁部章门，然后刮前臂内关，刮下肢血海至三阴交，最后刮足三里。

刮拭方法：补法。

方义：脾俞、胃俞、章门、中脘为俞募配穴法加足三里、内关可健脾和胃以促气血化生，血海、三阴交补阴以养血使阴液得复，胃得其濡养。

（7）脾胃虚寒

取穴：脾俞至胃俞，中脘、章门、内关、公孙、关元至气海。

刮拭顺序：先刮背部脾俞至胃俞，再刮腹部中脘、章门、关元至气海，然后刮前臂内关，最后刮足部公孙。

刮拭方法：补法。

方义：脾俞、胃俞与章门中脘相伍可温中祛寒，健脾补胃；内关、公孙相伍可健脾和胃；取任脉关元、气海可温中补虚。

外科疾病的刮痧疗法

1. 颈椎病

颈椎病是一种慢性、复发性的中老年疾病，表现为在生理退行性变化过程中，因颈椎骨质增生、椎管狭窄等颈椎病变使颈椎逐渐发生一系列解剖病理变化，从而引起颈神经根椎体周围软组织、颈脊髓受刺激或压迫，出现以颈项、肩臂、肩胛上部、上胸壁及上肢疼痛或麻痛、头晕恶心，甚或呕吐等症状。这些症状常随颈部的活动位置而减轻或加重。

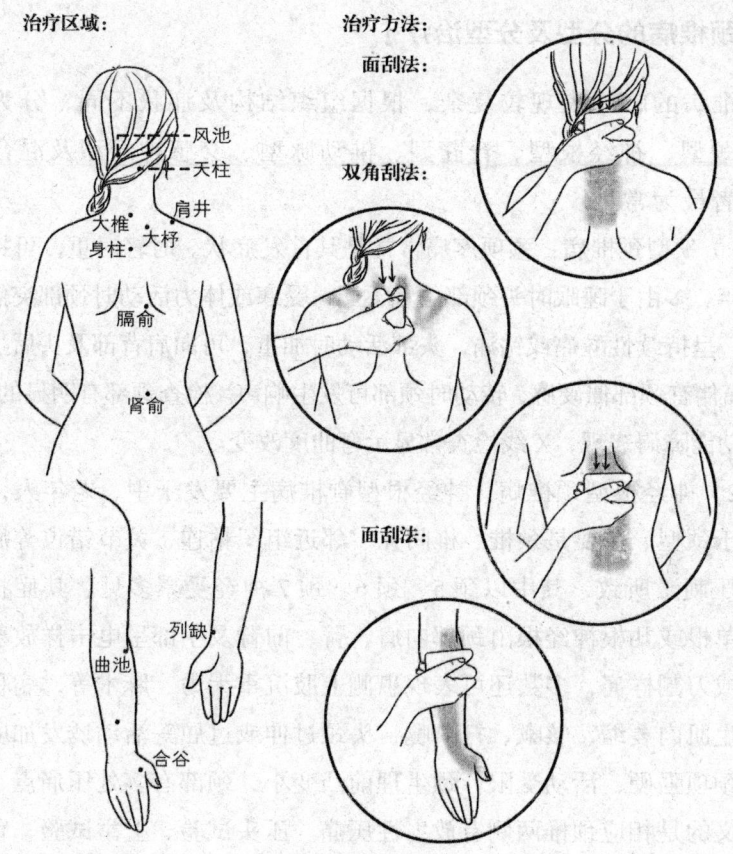

颈椎病刮痧

【刮痧治疗】

头部：全息穴区——顶枕带上 1/3、顶后斜带（对侧）。

颈肩部：督脉——风府至身柱。

胆经——双侧风池至肩井。

膀胱经——双侧天柱至大杼。

背部：小肠经——双侧天宗。

上肢：大肠经——双侧曲池。

三焦经——双侧外关、中渚。

阿是穴——疼痛局部。

下肢：胆经——双侧阳陵泉至悬钟。

【颈椎病的分型及分型治疗】

颈椎病的临床表现较复杂，根据组织结构及症状不同，分为6种类型：颈型、神经根型、脊髓型、椎动脉型、交感神经型及混合型。以前两者最为常见。

（1）颈型颈椎病：颈项疼痛常常是其首发症状。时轻时重，可持续数月至数年。多由于睡眠时头颈部位置不当，受寒或体力活动时颈部突然扭转而诱发，呈持续性酸痛或钻痛，头部活动时加重，可向肩背部及头后上肢扩散，疼痛伴有颈部僵硬感，转动时颈部可发生响声。检查颈部有明显的压痛，无神经功能障碍表现，X线检查常显示弯曲度改变。

（2）神经根型颈椎病：神经根型脊椎病主要发于中、老年人，发生率仅次于颈型。主要是颈椎、椎间孔、邻近组织粘连、关节错位等病变使神经受压刺激所致，其中以颈5、颈6、颈7神经受累多见。其症状是受累一侧单根或几根神经根由颈部向肩、臂、前臂及手部呈电击样放射，常为钻痛或刀割样痛，多数还可表现患侧上肢沉重无力、麻木等，病程较长者可发生肌肉萎缩、咳嗽、打喷嚏、头颈过伸或过屈等活动诱发加剧。检查患者颈项强硬，活动受限，颈生理前凸变小，颈部有多处压痛点，最有诊断意义的是相应颈椎两侧有放射性压痛。压头试验、上举试验、臂丛神经牵拉试验常为阳性，X线检查示颈椎生理前凸减小或消失，椎间隙变窄，钩椎关节骨刺，椎间孔缩小，少数有椎体或关节脱位等改变。本病临床分为风寒阻络与气血瘀滞2型。

风寒阻络

【症状】

以颈项僵硬伴肩背上肢疼痛，畏寒无汗，舌淡苔白为典型症状。

【治法】

（1）选穴。风池、肩井、天柱、大椎、昆仑。

（2）定位。风池：在项部，当枕骨之下，与风府相平，胸锁乳突肌与斜方肌上端之间的凹陷处。

肩井：在肩上，前直乳中，当大椎穴与肩峰端连线的中点上。

天柱：后发际正中直上 0.5 寸，旁开 1.3 寸，斜方肌外缘凹陷中。

大椎：第七颈椎棘突下凹陷中。

昆仑：在外踝后方，当外踝尖与跟腱之间的凹陷处。

（3）刮拭顺序。先刮肩颈部的风池、肩井、天柱、大椎，再刮足部昆仑穴。

（4）刮拭方法。泻法。在需刮痧部位涂抹适量刮痧油。由于肩部肌肉丰富，用力宜重，从风池穴一直到肩井穴，应一次到位，中间不要停顿。然后刮颈后天柱穴至大椎穴，分别由两侧向大椎穴刮拭，用力要轻柔，不可用力过重，可用刮板棱角刮拭，以出痧为度。最后刮足部外侧昆仑穴，重刮，30 次，出痧为度。

气血瘀滞

【症状】

以颈项僵硬伴肩背上肢疼痛，胸闷心悸，舌质暗为典型症状。

【治法】

（1）选穴。风池、肩井、天柱、大椎、昆仑、血海、膈俞、三阴交。

（2）定位。风池：在项部，当枕骨之下，与风府相平，胸锁乳突肌与斜方肌上端之间的凹陷处。

肩井：在肩上，前直乳中，当大椎穴与肩峰端连线的中点上。

天柱：后发际正中直上 0.5 寸，旁开 1.3 寸，斜方肌外缘凹陷中。

大椎：第七颈椎棘突下凹陷中。

昆仑：在外踝后方，当外踝尖与跟腱之间的凹陷处。

血海：屈膝，在髌骨底内侧缘上 2 寸，当股四头肌内侧头的隆起处。

膈俞：在背部，当第七胸椎棘突下，旁开 1.5 寸。

三阴交：在内踝尖直上 3 寸，胫骨后缘。

（3）刮拭顺序。先刮肩颈部的风池、肩井、天柱、大椎，再刮背部膈俞，最后刮下肢的血海、昆仑、三阴交。

（4）刮拭方法。泻法。在需刮痧部位涂抹适量刮痧油。由于肩部肌肉丰富，用力宜重，从风池穴一直到肩井穴，应一次到位，中间不要停顿。然后刮颈后天柱穴至大椎穴，分别由两侧向大椎穴刮拭，用力要轻柔，不可用力过重，可用刮板棱角刮拭，以出痧为度。刮背部膈俞穴，宜用刮板角部由上至下重刮，30次，出痧。最后刮足部外侧昆仑穴和下肢内侧三阴交穴，重刮，各30次，出痧为度。

2. 落枕

落枕是指起床后突感一侧颈项强直，不能俯仰转侧，患侧肌肉痉挛，酸楚疼痛，并向同侧肩背及上臂扩散，或兼有头痛怕冷等症状。可见于颈肌劳损、颈项纤维组织炎、颈肌风湿、枕后神经痛、颈椎肥大等疾病。

【刮痧治疗】

头颈部：全息穴区——顶枕带上1/3、顶后斜带（对侧）。

胆经——患侧风池至肩井。

阿是穴——疼痛局部。

背部：督脉——风府至至阳。

膀胱经——患侧大杼至膈俞。

上肢：三焦经——患侧中渚。

小肠经——患侧后溪。

奇穴——患侧落枕穴。

下肢：胆经——患侧阳陵泉至悬钟。

3. 肩关节炎

本病是肩关节囊及关节周围软组织的慢性炎症反应，造成肩关节疼痛、活动受限。凡肩关节扭伤、疼痛皆可照此刮痧治疗。

肩周炎是指由多种因素引起的肩关节囊和关节周围软组织的一种退行性、慢性的病理变化。以肩周围疼痛、活动功能障碍为主要表现，其名称较多，如本病好发于50岁左右患者而称"五十肩"，因患者局部常畏寒怕冷，且功能活动明显受限，形同冰冷而固结，故称"冻结肩"，此外还有漏肩风、肩凝症等称谓。

肩周炎的发病特点为慢性过程。初期为炎症期，肩部疼痛难忍，尤以夜间为甚。睡觉时常因肩部怕压而取特定卧位，翻身困难，疼痛不止，不能入睡。如果初期治疗不当，将逐渐发展为肩关节活动受限，不能上举，呈冻结状。常影响日常生活，吃饭穿衣、洗脸梳头均感困难。严重时生活不能自理，肩臂局部肌肉也会萎缩，患者极为痛苦。

【刮痧治疗】

头部：全息穴区——顶颞前斜带中 1/3（对侧）或顶颞后斜带中 1/3（对侧）。

背部：督脉——大椎至至阳。

膀胱经——患侧大杼至膈俞。

小肠经——患侧天宗。

胸背部：胆经——患侧肩井。患侧腋前线、腋后线。

大肠经——患侧肩髃。

小肠经——患侧肩贞，分别至大肠经臂臑。

肺经——患侧云门。

上肢：大肠经——患侧曲池。

三焦经——患侧外关、中渚。

阿是穴——疼痛局部。

【肩关节炎的分型刮痧治疗】

本病临床分为风寒阻络与气血瘀滞 2 型。

风寒阻络

【症状】

以肩部窜痛，遇风寒痛增，畏风恶寒为主要症状。

【治法】

（1）选穴。肩髃、肩贞、臂臑、曲池、外关、手三里、阿是穴。

（2）定位。肩髃：在肩部三角肌上，臂外展或向前平伸时，当肩峰前下方凹陷处。

肩贞：在肩关节后下方，臂内收时，腋后纹头上1寸（指寸）。

臂臑：在臂外侧，三角肌止点处，当曲池与肩髃连线上，曲池上7寸。

曲池：在肘横纹外侧端，屈肘，当尺泽与肱骨外上髁连线中点。

外关：在手背腕横纹上2寸，尺桡骨之间，阳池与肘尖的连线上。

手三里：在前臂背面桡侧，当阳溪与曲池连线上，肘横纹下2寸。

（3）刮拭顺序。先刮肩部的肩髃、肩贞，再刮上臂三角肌下臂臑穴，然后刮上臂的曲池、手三里、外关。

（4）刮拭方法。泻法。在需刮痧部位涂抹适量刮痧油：刮拭肩部时，遇关节部位不可强力重刮，先分别刮拭肩髃、肩贞，宜用刮板角部，出痧为度。再刮上臂三角肌下臂臑穴，宜重挂，由上向下刮。最后刮上臂外侧，由曲池经手三里至外关穴，由上至下，用刮板角部刮拭，中间不停顿，30次，出痧。

气血瘀滞

【症状】

以肩部肿胀，疼痛拒按，夜间为甚，舌暗或有瘀斑为主要症状。

【治法】

（1）选穴。肩髃、肩髎、阿是穴、阳陵泉。

（2）定位。肩髃：在肩部三角肌上，臂外展，或向前平伸时，当肩峰前下方凹陷处。

肩髎：在肩部，肩髃后方，当肩关节外展时于肩峰后下方呈现凹陷处。

阳陵泉：在小腿外侧，当腓骨头前下方凹陷处。

（3）刮拭顺序。先刮肩部的肩髃、肩髎、肩前俞、阿是穴，再刮下肢阳陵泉穴。

（4）刮拭方法。泻法。在需刮痧部位涂抹适量刮痧油。刮拭肩部时，遇关节部位不可强力重刮，先分别刮拭肩髃、肩髎、肩前俞、阿是穴，宜用刮板角部，出痧为度。最后刮下肢内侧穴，由上至下，用刮板角部重刮，30次，出痧。

4. 网球肘

本症是由于劳累或外伤后引起肘关节的局部疼痛，屈伸或旋转等功能受限或障碍的一种疾病，因最早多见于网球运动员，故名网球肘。凡肘关节疼痛皆可照此刮痧治疗。

【刮痧治疗】

头部：全息穴区——顶颞前斜带中1/3（对侧）或顶颞后斜带中1/3（对侧）。

上肢：大肠经——患侧肘髎至曲池，肺经——患侧尺泽。

三焦经——患侧消泺至天井、外关。

小肠经——患侧小海、后溪。

5. 腕关节痛

由于劳累、外伤、风湿、类风湿及其他各种原因所造成的腕关节疼痛，皆可照此刮痧治疗。

【刮痧治疗】

头部：全息穴区——顶颞后斜带中1/3（对侧）。

上肢：大肠经——患侧曲池、偏历至阳溪、合谷。

三焦经——患侧外关至阳池、中渚。

肺经——患侧列缺至鱼际。

心包经——间使至大陵。

阿是穴——疼痛局部。

6. 腰痛

由于劳累、外伤、风湿、受寒等各种原因引起的腰部一侧、两侧或正中部位疼痛。如腰肌劳损、腰椎骨质增生、腰椎椎管狭窄、骶髂关节炎、腰部扭伤等各种病症引起的急慢性腰痛等，可照此刮痧治疗。

【刮痧治疗】

头部：全息穴区——顶枕带中 1/3、额顶带后 1/3。

背部：督脉——悬枢至腰俞。

膀胱经——双侧肾俞、志室。

奇穴——双侧腰眼。

下肢：膀胱经——双侧委中至承山。

因扭伤所致腰痛加：小肠经——患侧后溪。

督脉——人中。

阿是穴——疼痛局部。

7. 强直性脊柱炎

本病是由于类风湿、骨质增生或其他原因引起的脊柱强直、疼痛、活动受限、腰背疼痛、下肢疼痛、行路困难。

【刮痧治疗】

头部：全息穴区——顶枕带、额顶带。

背部：督脉——大椎至腰俞。

奇穴——双侧夹脊穴。

膀胱经——双侧大行至白环俞。

下肢：膀胱经——双侧委中至承山。

8. 踝关节痛

本症指因风湿、类风湿、劳累、扭伤、骨关节炎及关节周围纤维组织炎等各种因素所致的踝关节疼痛。

【刮痧治疗】

头部：全息穴区——额顶带后 1/3、顶颞前斜带上 1/3 或顶颞后斜带上 1/3（对侧）。

下肢：膀胱经——患侧昆仑至京骨。

胃经——患侧足三里、解溪。

肾经——患侧太溪至照海。

胆经——患侧丘墟至侠溪。

阿是穴——疼痛局部。

9. 足跟痛

本症指一侧或双侧脚后跟疼痛，常见于肾虚、劳损、挫伤、跟骨骨质增生等病证。

【刮痧治疗】

头部：全息穴区——额顶带后 1/3、顶颞前斜带上 1/3 或顶颞后斜带上 1/3（对侧）。

上肢：心包经——患侧大陵。

下肢：膀胱经——患侧委中至承山，委阳至申脉。

肾经——患侧太溪、照海、水泉、涌泉。

阿是穴——疼痛局部。

10. 腓肠肌痉挛

腓肠肌痉挛，即"小腿抽筋"。是指一侧或双侧小腿因寒冷，或姿势突然改变等，引起腓肠肌突然发作的强直性痛性痉挛，牵掣、痛如扭转、不能活动，持续数十秒至数分钟或更久，其痛楚难以名状。

【刮痧治疗】

头部：全息穴区——额旁二带（左侧）、额顶带后 1/3、顶颞前斜带上 1/3 或顶颞斜带上 1/3（对侧）。

上肢：三焦经——患侧液门。

下肢：膀胱经——患侧委中、承筋至承山。

胆经——患侧阳陵泉至悬钟。

脾经——患侧阴陵泉至三阴交。

11. 扭伤

本病指由外伤引起的局部肿胀疼痛、关节活动障碍。早期疼痛剧烈，局部迅速肿胀,皮肤温热,2至3天内瘀血凝结,3至4天后肿胀开始消退,瘀斑呈青紫色。刮痧疗法可减轻疼痛、促进早日痊愈。

【刮痧治疗】

头部:全息穴区——肩、肘、腕部扭伤者取顶颞前斜带中 1/3 或顶颞后斜带中 1/3(对侧)。胸部挫伤者取额旁一带(对侧)、顶颞后斜带中 1/3(对侧)。急性腰扭伤者取额顶带后 1/3、顶枕带中 1/3。膝、踝部扭伤者取额顶带后 1/3、顶颞前斜带上 1/3(对侧)。

督脉——后顶至风府。

背部:督脉——腰阳关至腰俞。

上肢:三焦经——患侧肩髎至消泺。

小肠经——患侧阳谷至后溪。

下肢:胆经——患侧环跳至膝阳关。

12. 下肢静脉曲张

下肢静脉曲张是指下肢浅表静脉发生扩张延长成蚯蚓状、弯曲成团状,晚期可并发慢性溃疡的病变。本病多见中年男性,或长时间负重或站立工作者。本病未破溃前属中医"筋瘤"范畴,破溃后属"臁疮"范畴。下肢静脉曲张是静脉系统最重要的疾病,也是四肢血管疾患中最常见的疾病之一。站立过久或走远路后患肢发胀、易疲劳。

【刮痧治疗】

头部:全息穴区——额旁一带(右侧)、额顶带后 1/3、顶颞前斜带上 1/3 或顶颞后斜带上 1/3(对侧)。

背部:膀胱经——双侧心俞。

上肢:肺经——双侧太渊。

下肢:膀胱经——患侧承山至委中。

胆经——患侧外丘至阳陵泉。

胃经——患侧足三里。

阿是穴——自下而上补刮静脉曲张处局部皮肤。

小提示

> （1）避免长期站或坐，应常让脚做抬高、放下运动，或可能的话小走一番。
> （2）应养成每日穿弹力袜运动腿部一小时之习惯，如散步、快走、脚踏车、跑步或跑步机等。
> （3）应养成一日数次躺下将腿抬高高过心脏的姿势，如此可促进腿部静脉循环。

13. 痔疮

本病分为外痔和内痔，平时肛门部有少量炎性分泌物，若并发感染可有疼痛、红肿。久站或排便后及长时间连续行走、剧烈运动后肛门发胀，或突然发生肛部剧烈疼痛。内痔的早期症状是便血，血色鲜红，不与粪便相混。肛周炎、肛红肿可照此刮痧治疗。

【刮痧治疗】

头部：全息穴区——额顶带中 1/3、额顶带后 1/3。

督脉——百会。

背部：督脉——腰俞至长强。

奇穴——痔疮。

腹部：任脉——关元至中极。

上肢：大肠经——双侧手三里至下廉、商阳。

下肢：脾经——双侧血海、三阴交。

14. 牛皮癣

牛皮癣是一种皮肤红斑上反复出现多层银白色干燥鳞屑的慢性复发性皮肤病，病因不明。初起为大小不等的红色丘疹或斑片，以后渐大，部分相互融合，形状不一，界限明显。红斑上覆以多层银白色鳞屑，有不同程度的瘙痒，将鳞屑刮去后有发亮薄膜，再刮去薄膜，即有点状出血。神经性皮炎可照此刮痧治疗。

【刮痧治疗】

头部：全息穴区——额旁二带（左侧）、额顶带后 1/3、顶颞后斜带（对侧）。

胆经——双侧风池。

背部：督脉——大椎至陶道。

上肢：肺经——双侧列缺至太渊。

下肢：脾经——双侧血海、三阴交。

阿是穴——直接刮拭皮肤病损处。

15. 皮肤瘙痒症

皮肤瘙痒症是指无原发皮疹，但有瘙痒的一种皮肤病，中医称之为风瘙痒，属于神经精神性皮肤病，是一种皮肤神经官能症疾患。表现为只有皮肤瘙痒而无原发性皮肤损害，夜间尤甚，难以遏止。常因极度瘙痒而连续强烈搔抓，致皮肤残破造成血痂，渗液，色素沉着，皮肤增厚等。

【刮痧治疗】

头部：全息穴区——额旁一带（双侧）、额顶带后 1/3、顶颞后斜带（对侧）。胆经——双侧风池。

背部：督脉——大椎至身柱。

上肢：大肠经——双侧曲池至手三里。

奇穴——双侧治痒穴。

下肢：脾经——双侧漏谷至商丘。

16. 疲劳综合征

疲劳综合征是指饮食不调，睡眠不足，体力消耗过多，身体长期劳累，烦躁，抑郁，心理压力过大引发的身心疲惫症状。是一种无器质性病变的亚健康状态。

【刮痧治疗】

头部：以头顶（百会穴）为中心，分别向前（至前额）、后（至天柱穴）、左、右刮拭（分别至太阳、风池穴）；

肩部：双侧肩周部（从上向下至肩井穴）；

背部：胸椎、腰椎及两侧（督脉、膀胱经）；

足部：足跗外侧：（膀胱经：京骨穴）。

小提示

> 疲劳综合征患者应善于劳逸结合。要学会调节生活，短期旅游、游览名胜；爬山远眺、开阔视野；呼吸新鲜空气，增加精神活力；忙里偷闲听听音乐、跳跳舞、唱唱歌，都是解除疲劳，让紧张的神经得到松弛的有效方法，也是防止疲劳症的精神良药。

泌尿生殖疾病的刮痧疗法——妇科疾病

1. 月经不调

月经的周期或经量出现异常，都称为月经不调。包括月经先期、月经后期、月经先后无定期、经期延长、月经过多、月经过少等。不孕症可参考本病刮痧治疗。

【刮痧治疗】

头部：全息穴区——额旁三带（双侧）、额旁二带（右侧）、额顶带后1/3。

背部：膀胱经——双侧肝俞、脾俞至肾俞。

腹部：任脉——气海至关元。

胃经——双侧归来。

下肢：脾经——双侧血海、三阴交。

肝经——双侧中都、太冲。

肾经——双侧交信、太溪。

经早：太冲、太溪为重点。

经迟：血海、归来为重点。

经乱：肾俞、交信为重点。

2. 崩漏

非经期出现经血暴下不止或淋漓不尽称为崩漏。类似西医所说的功能性子宫出血。月经过多和产后恶露不尽亦可照此刮痧治疗。

【刮痧治疗】

头部：全息穴区——额旁三带（双侧）、额旁二带（右侧）、额顶带后1/3。

背部：膀胱经——双侧膈俞、肝俞、脾俞、肾俞。

腹部：任脉——气海至关元。

下肢：脾经——双侧血海、地机、三阴交、隐白。

肝经——双侧太冲。

肾经——双侧复溜至水泉、然谷。

胃经——双侧足三里。

3. 痛经

痛经也称行经腹痛，是指妇女在行经前后或正值行经期间，小腹及腰部疼痛，甚至剧痛难忍，常伴有面色苍白，头面冷汗淋漓，手足厥冷，泛恶呕吐，并随着月经周期而发作。痛经可见于子宫发育不良，或子宫过于前屈和后倾，子宫颈管狭窄，子宫内膜异位症等。

【刮痧治疗】

头部：全息穴区——额顶带后1/3、额旁三带（双侧）、额旁二带（左侧）。

背部：膀胱经——双侧肝俞至肾俞、次髎。

腹部：任脉——气海至中极。肾经——双侧中注至横骨。

下肢：脾经——双侧阴陵泉至地机、三阴交。肝经——双侧太冲。

4. 闭经

闭经或称经闭，是指女子如果超过18岁还没有来月经，或未婚女青年有过正常月经，但已停经3个月以上，都叫闭经。前者叫原发生闭经，后者叫继发生闭经。

【刮痧治疗】

头部：全息穴区——额旁三带（双侧）、额顶带后 1/3、额顶带中 1/3。

背部：膀胱经——双侧膈俞至脾俞、肾俞、次髎。

腹部：任脉——气海至中极。

下肢：脾经——双侧血海、地机至三阴交。

肝经——双侧太冲。

胃经——双侧足三里至丰隆。

5. 带下病

妇女阴道内流出的一种黏稠液体如涕如唾，绵绵不断，通常称白带。若带下量多，或色、质、气味发生变化，或伴有全身症状者，则称带下病。可见于阴道炎、宫颈炎、盆腔炎等。

【刮痧治疗】

头部：全息穴区——额旁三带（双侧）、额旁二带（右侧）、额顶带后 1/3。

背部：膀胱经——双侧脾俞至肾俞，次髎至下髎，白环俞。

腹部：任脉——气海至关元。

胆经——双侧带脉。

下肢：胃经——双侧足三里。

脾经——双侧阴陵泉至三阴交。

肾经——双侧复溜。

6. 产后乳少

产后乳汁甚少或全无，不能满足婴儿需要称"乳少"或"缺乳"，也叫"乳汁不足"。此现象哺乳期也可出现。

【刮痧治疗】

头部：全息穴区——额旁二带（双侧）、额顶带前 1/3。

背部：膀胱经——双侧肝俞至胃俞。

小肠经——双侧天宗。

胸腹部：任脉——膻中。

肾经——双侧气穴。

胃经——双侧乳根（乳头直下，在第五肋间隙）。

上肢：心经——双侧极泉（腋窝正中）。

小肠经——双侧少泽。

下肢：胃经——双侧足三里。

7. 乳腺增生

乳腺增生即乳房出现片块状、结节状、条索状、砂粒状等数目不一、形状不规则、质地中等、活动、不粘连、边界与周围组织分界不清楚或比较清楚的非炎性肿块。

【刮痧治疗】

头部：全息穴区——额旁二带（左侧）、额顶带前 1/3。

背部：膀胱经——双侧膈俞至胆俞、膏肓。

胆经——患侧肩井。

小肠经——患侧天宗。

胸部：任脉——膻中。 胃经——患侧屋翳。

阿是穴——乳腺增生局部。

肝经——患侧期门（乳头直下，第六肋间隙）。

下肢：胃经——患侧丰隆。

胆经——患侧侠溪。

脾经——患侧血海。

肝经——患侧太冲。

8. 子宫下垂

子宫下垂为子宫从正常位置沿阴道下降到坐骨棘水平以下，甚至脱出阴道以外，形如鸡冠、鹅卵、色淡红，中医叫"阴挺"。胃肾下垂可参照本病刮痧治疗。

【刮痧治疗】

头部：全息穴区——额旁三带（双侧）、额顶带后 1/3。

督脉——百会。

背部：督脉——命门。膀胱经——双侧肾俞。

腹部：任脉——关元至气海。

胆经——双侧维道。肾经——双侧大赫。

奇穴——双侧提托。

下肢：胃经——双侧足三里。

泌尿生殖疾病的刮痧疗法——男科疾病

1. 泌尿系感染

泌尿系感染是指因细菌等感染所造成的泌尿系急性炎症，包括尿道炎、膀胱炎、肾盂肾炎等。主要表现为尿频、尿急、尿痛，可伴有发热、畏寒，炎症侵及肾盂时可伴腰痛。尿液镜检有白血球或脓球。慢性泌尿系感染、泌尿系统结石、尿毒症、尿潴留、尿血皆可照此刮痧治疗。

【刮痧治疗】

头部：全息穴区——额旁三带（双侧）、额顶带后 1/3。

背部：膀胱经——双侧三焦俞至膀胱俞。

腹部：任脉——气海至中极。

肾经——双侧水道至归来。

上肢：三焦经——双侧会宗。

下肢：肾经——双侧筑宾、太溪、水泉。

2. 泌尿系结石

本病包括肾结石、输尿管结石、膀胱结石和尿道结石。肾结石绞痛发作多自腰部沿大腿内侧向下放射，输尿管结石绞痛多在下腹部，向肛门周围放射，并可伴有恶心、呕吐、痛后血尿、活动加重；膀胱结石可出现排尿中断；尿道结石多见于男性，表现尿道疼痛、尿流不畅，有时成滴排尿。本病属中医的淋证范畴。

【刮痧治疗】

头部：全息穴区——额旁三带（双侧）、额顶带后1/3、顶枕带下1/3。

背部：膀胱经——双侧肾俞至膀胱俞。

腹部：任脉——关元至中极。

胃经——双侧水道至归来。

下肢：脾经——双侧阴陵泉至三阴交。

肾经——双侧复溜至太溪。

3. 前列腺炎、前列腺肥大

此二病均属中医淋证范畴。主要以小便频急，余沥不尽为主症，可见于老年男性。大小便不爽、不利，皆可照此刮痧治疗。

【刮痧治疗】

头部：全息穴区——额旁三带（双侧）、额顶带后1/3。

背部：督脉——命门。

膀胱经——双侧肾俞至膀胱俞，志室至胞肓。

腹部：任脉——神阙至中极。

胃经——双侧大巨至归来。

下肢：肝经——双侧曲泉。

脾经——双侧三阴交。

4. 阳痿、早泄

阳痿、早泄均指男性性功能低下而言。以阳事痿弱不举，或举而不坚，或坚而早泄，不能进行正常性生活为主要表现。凡男女性功能低下或亢进、不育症、不孕症、习惯性流产，皆可照此刮痧治疗。

【刮痧治疗】

头部：全息穴区——额旁三带（双侧）、额顶带后1/3。

督脉——百会。

背部：督脉——命门。

膀胱经——双侧肾俞、关元俞至下髎，志室。

腹部：任脉——关元至中极。

下肢：胃经——双侧足三里。

脾经——双侧阴陵泉至三阴交。

肝经——双侧蠡沟。

5. 遗精

遗精是指在无性生活状态下发生的精液遗泄，正常未婚男子或婚后夫妻分居者，每月遗精1~2次，或偶尔稍多，属正常生理现象。若未婚成年男子遗精次数频繁，每周2次以上，或已婚有正常性生活而经常遗精，则属于病理状态。

梦遗为夜间有淫梦，精随梦泄；滑精为无梦而滑泄，甚或清醒时精液自流，或有所思慕而精液自流，或见色而精液自流。梦遗和滑精均有各自的特征，相比较而言，遗精病轻，滑精病重。患者多伴有头昏失眠、精神萎靡、腰腿酸软等症状。

梦遗

【症状】

以心烦不寐，梦中遗精，阳兴不举，头晕目眩，心悸健忘为主要症状。

【治法】

（1）选穴。关元、太溪、神门、三阴交。

（2）定位。关元：位于脐下3寸处。

太溪：内踝后方，当内踝尖与跟腱之间的中点凹陷处。

神门：腕横纹尺侧端，尺侧腕屈肌腱的桡侧凹陷处。

三阴交：在小腿内侧，当足内踝尖上3寸，胫骨内侧缘后方。

（3）刮拭顺序。先刮腹部关元穴，再刮前臂神门穴，然后刮下肢内侧三阴交，最后刮太溪。

（4）刮拭方法。补泻兼施。在需刮痧部位涂抹适量刮痧油。先刮拭腹部关元穴，不宜重刮，自上而下来回刮动，至皮肤发红、皮下紫色痧斑痧痕形成为止。再刮拭前臂内侧神门穴，不宜重刮，自上而下来回刮动，至皮肤发红、皮下紫色痧斑痧痕形成为止。然后重刮下肢内侧三阴交穴，30次，出痧。最后重刮足部太溪，用刮板角部，30次，出痧。

滑精

【症状】

以遗精遇思虑或劳累而作，头晕失眠，心悸健忘，面黄神倦为主要症状。

【治法】

（1）选穴。心俞、脾俞、肾俞、关元、足三里、三阴交。

（2）定位。心俞：在背部，当第五胸椎棘突下，旁开1.5寸。

脾俞：在背部，当第十一胸椎棘突下，旁开1.5寸。

肾俞：在腰部，当第二腰椎棘突下，旁开1.5寸。

关元：位于脐下3寸处。

足三里：膝盖下3寸，胫骨外侧一横指处。

三阴交：在小腿内侧，当足内踝尖上3寸，胫骨内侧缘后方。

（3）刮拭顺序。先刮背部心俞至肾俞，再刮腹部关元，然后刮下肢内侧三阴交，最后刮足三里。

（4）刮拭方法。补法。在需刮痧部位涂抹适量刮痧油。先刮拭背部心俞经脾俞至肾俞穴，宜重刮，自上而下来回刮动，至皮肤发红、皮下紫色痧斑痧痕形成为止。然后刮拭腹部关元穴，不宜重刮，自上而下来回刮动，至皮肤发红、皮下紫色痧斑痧痕形成为止。最后重刮下肢内侧三阴交穴和外侧足三里穴，各30次，出痧。

皮肤疾病的刮痧疗法

1. 疔、疖、痈、疽

疔、疖、痈、疽是急性化脓性疾病。其特征是病变局部皮肤红肿、疼痛、皮肤灼热，严重者伴全身发热。因其发生部位不同，又有不同名称，但皆可照此刮痧治疗。

疔：其形小、根深，坚硬如钉子状；患处皮肤麻木或痒痛并伴有寒热交作。多因饮食不节，外感风邪火毒及四时不正之气而发。发病较急，变化迅速，初起如栗，坚硬根深，继则焮红发热，肿势渐增，疼痛剧烈，待脓溃疔根出，则肿消痛止而愈。治疗宜清热解毒。

疖：即毛囊和皮脂腺的急性炎症。由内蕴热毒或外触暑热而发，疖长于肌表，肿势局限，形小色红、热痛、根浅，出脓即愈。治宜清热解毒

痈：疮面浅红肿而高大。有肿胀、焮热、光泽无头、疼痛及成脓等。多由外感六淫，外伤感染等，导致营卫不和，邪热壅聚，气血凝滞而成。痈分为内痈、外痈两类。属急性化脓性疾患

疽：漫肿而皮色不变，疮面较深。由于气血为邪毒所阻滞，发于肌肉、筋骨间的疮肿。分为有头疽和无头疽两类。

【刮痧治疗】

头部：全息穴区——额旁一带（双侧）、额旁二带（左侧）。
督脉——百会。
背部：督脉——身柱至灵台。膀胱经——双侧心俞至膈俞。
上肢：心包经——双侧郄门至内关。
下肢：膀胱经——双侧委中。
阿是穴——沿患部周围呈放射状刮拭。

2. 丹毒

本病常有畏寒，发热和全身不适等症状，发热可持续至局部病变消退时。病变局部皮肤色红，边缘明显，表面光滑发亮、水肿，略高出皮面，

触之坚实，如有大疱发生，压痛明显。反复发作的可产生局部象皮肿。尤以小腿多见，也可见于面部。

【刮痧治疗】

头部：全息穴区——额旁一带（右侧）、额旁二带（左侧）、额顶带后1/3。

背部：督脉——大椎至身柱。

上肢：大肠经——双侧曲池、合谷。

下肢：脾经——患侧血海、阴陵泉。膀胱经——患侧委阳、委中。

3. 带状疱疹

本病多发于春秋季节。发疹前常有发热、倦怠、食欲不振等轻重不等的前驱症状，局部先感皮肤灼热，感觉过敏和疼痛，继则皮肤潮红，在红斑上出现簇集性粟粒大小丘疹，迅速变为小疱，疱膜紧张发亮，中心凹陷，呈脐窝状，不相融合，一般数日后干燥结痂，不留斑痕，仅有暂时性色素沉着，附近往往有淋巴结肿大，好发于腰部，中医称"缠腰龙"。

【刮痧治疗】

头部：全息穴区——额旁二带（左侧）、顶颞后斜带中1/3（对侧）。奇穴——太阳。

背部：夹脊——疱疹所在部位相对应的向侧夹脊穴。

上肢：大肠经——患侧曲池、合谷至二间。

下肢：胆经——患侧阳陵泉至外丘。

4. 湿疹

急性湿疹，属变态反应性皮肤病。初起时可局限于某部位，很快发展为对称性，甚至泛发全身。皮肤损害为多形性、有红斑、丘疹、水疱等。常集簇成片状，边缘不清，由于搔抓可引起糜烂、渗液、结痂等继发性损害，剧痒。迁延不愈可转变为亚急性和慢性湿疹，此时皮疹渗出液减少，出现浸润肥厚，反复发作。

【刮痧治疗】

头颈部：全息穴区——额旁一带（双侧）、额旁二带（右侧）。督脉——风府至陶道。

背部：膀胱经——双侧肺俞至心俞，肝俞至脾俞。

上肢：大肠经——双侧曲池至手三里。

下肢：脾经——双侧阴陵泉至三阴交。

5. 扁平疣

扁平疣大多突然出现，为芝麻或粟米大，扁平，稍高起皮面的小疣，表面光滑，呈浅褐色或正常肤色，小圆形、椭圆形或多边形，境界清楚，多数密集。用手抠掉可扩散分布排列成条状。偶有微痒，好发于颜面、手背及前臂处。

【刮痧治疗】

头部：全息穴区——额旁一带（双侧）、额旁二带（左侧）。

胆经——双侧风池。

背部：督脉——大椎至陶道。

上肢：大肠经——双侧曲池至手三里。

下肢：胆经——双侧中渎、阳陵泉。胃经——双侧丰隆。

6. 牛皮癣

牛皮癣是一种皮肤红斑上反复出现多层银白色干燥鳞屑的慢性复发性皮肤病，病因不明。初起为大小不等的红色丘疹或斑片，以后渐大，部分相互融合，形状不一，界限明显。红斑上覆以多层银白色鳞屑，有不同程度的瘙痒，将鳞屑刮去后有发亮薄膜，再刮去薄膜，即有点状出血。神经性皮炎可照此刮痧治疗。

【刮痧治疗】

头部：全息穴区——额旁二带（左侧）、额顶带后 1/3、顶颞后斜带（对侧）。胆经——双侧风池。

背部：督脉——大椎至陶道。

上肢：肺经——双侧列缺至太渊。

下肢：脾经——双侧血海、三阴交。阿是穴——直接刮拭皮肤病损处。

7. 荨麻疹

本病是指皮肤常突然发生局限性红色或苍白色大小不等的风团，境界清楚，形态不一，可为圆形或不规则形，随搔抓而增多、增大。肩觉灼热、剧痒。皮损大多持续半小时至数小时自然消退，消退后不留痕迹。除皮肤外，亦可发于胃肠，可有恶心呕吐，腹痛、腹泻，发于喉头黏膜则呼吸困难、胸闷，甚则窒息而危及生命。风疹可照此刮痧治疗。

【刮痧治疗】

头部：全息穴区——额旁一带（双侧）、顶颞后斜带（双侧）。

胆经——双侧风池。

背部：膀胱经——双侧膈俞至肝俞、大肠俞。

上肢：大肠经——双侧曲池至手三里。

奇穴——双侧治痒穴。

下肢：脾经——双侧血海、三阴交。

8. 痤疮

痤疮也叫"粉刺"，好发于颜面、胸背等处，皮肤起丘疹如刺，可挤出碎米样白色粉质物，常形成丘疹、脓疱或结节等，好发于青年男女，除儿童外，人群中有80%~90%的人患本病或曾经患过本病。

【刮痧治疗】

头部：全息穴区——额旁一带（双侧）、额旁二带（左侧）。

背部：督脉——大椎至命门。

奇穴——与大椎至命门相平行的双侧夹脊穴。

膀胱经——双侧肺俞、肝俞、脾俞、大肠俞至小肠俞。

上肢：大肠经——双侧曲池、合谷。

下肢：胃经——双侧足三里至丰隆。 脾经——双侧三阴交。

五官科疾病的刮痧疗法

1. 目赤肿痛

目赤肿痛为多种眼科疾患中的一个急性症状，俗称火眼或红眼，常见目睛红赤、畏光、流泪、目涩难睁、眼睑肿胀，可伴头痛、发热、口苦、咽痛，常见于结核性结膜炎、急性流行性结膜炎、急性出血性结膜炎。

【刮痧治疗】

头部：全息穴区——额中带、额顶带前 1/3、顶枕带上 1/3。膀胱经——患侧攒竹、眉冲。

督脉——上星。奇穴——患侧太阳。

胆经——双侧风池。

背部：膀胱经——双侧肺俞、肝俞至脾俞。

上肢：大肠经——双侧合谷至商阳。

肺经——双侧少商。

下肢：胆经——患侧光明至阳辅、侠溪。

2. 麦粒肿

麦粒肿为眼睑发生局限性硬结，状如麦粒，痒痛并作的病症，俗称针眼。是一种普通的眼病，人人可以罹患，多发于青年人。此病顽固，而且容易复发，严重时可遗留眼睑疤痕。麦粒肿是皮脂腺和睑板腺发生急性化脓性感染的一种病症，分为外麦粒肿和内麦粒肿。

【刮痧治疗】

头部：全息穴区——额中带、额顶带中 1/3、顶枕带中 1/3。

胃经——患侧承位、四白。

膀胱经——患侧睛明、攒竹。

奇穴——患侧太阳。

胆经——患侧瞳子髎、风池。

背部：膀胱经——双侧肺俞、胃俞。

上肢：大肠经——双侧曲池、合谷。

3. 耳鸣、耳聋

耳鸣的表现为经常的或间歇性的自觉耳内鸣响，声调多种，或如蝉鸣，或如潮涌，或如雷鸣，难以忍受。鸣响或有短暂，或间歇出现，或持续不息。耳鸣对听力多有影响，但在早期或神经衰弱及全身疾病引起的耳鸣，常不影响听力。耳聋表现为听力减退，或完全丧失。根据发病原因的不同，有由听力逐渐减退、而至全聋者，有突然发生耳聋者，有发于双侧者，有只发一侧者。神经性耳鸣、神经性耳聋、中耳炎皆可照此刮痧治疗。

【刮痧治疗】

头部：全息穴区——额旁二带（左侧）、额顶带后1/3、顶颞后斜带下1/3（患侧）。

胆经——患侧悬颅至听会、风池。

三焦经——患侧角孙至翳风。

背部：膀胱经——双侧肾俞至气海俞。

腹部：任脉——气海至关元。

上肢：三焦经——患侧外关、中渚。

4. 过敏性鼻炎

过敏性鼻炎常阵发性鼻，软腭局部发痒，或连续反复发作性喷嚏，分泌物多，出现大量清水涕。如继发感染，分泌物可呈黏脓性，间歇性，发作性鼻塞。暂时性或持久性嗅觉减退和消失。可伴头昏、头痛、慢性咳嗽、注意力不集中、精神不振等。

【刮痧治疗】

头颈部：全息穴区——额中带、额旁二带（左侧）、顶枕带中1/3。

大肠经——双侧口禾髎至迎香。

奇穴——印堂、双侧上迎香。

胆经——双侧风池。

督脉——风府至大椎。

背部：膀胱经——双侧肺俞至脾俞。

上肢：大肠经——双侧合谷。

肺经——双侧尺泽至列缺。

下肢：胃经——双侧足三里至条口。

5. 鼻窦炎

鼻窦炎以鼻流腥臭脓涕、鼻塞、嗅觉减退为主症，常伴头痛，中医称之为"鼻渊""脑漏"等。急慢性鼻窦炎皆可照此刮痧治疗。

【刮痧治疗】

头部：全息穴区——额中带、额旁一带（双侧）。

奇穴——印堂。

督脉——百会。

胆经——双侧风池。

奇穴——双侧上迎香至大肠经——双侧迎香。

膀胱经——双侧攒竹。

背部：膀胱经——双侧胆俞至脾俞。

上肢：大肠经——双侧合谷。

肺经——双侧列缺至太渊。

下肢：脾经——双侧阴陵泉至三阴交。

6. 牙痛

牙痛为牙齿疼痛，咀嚼困难，遇冷、热、酸、甜等刺激，则疼痛加重，或伴龋齿，或兼牙龈肿胀，或有龈肉萎缩，牙齿松动，牙龈出血等症状。牙神经痛、牙龈炎、下颌关节炎皆可照此刮痧治疗。

【刮痧治疗】

头部：全息穴区——额中带、额顶带中1/3。

胃经——患侧下关、大迎至颊车。

督脉——水沟至兑端。

上肢：大肠——对侧温溜、合谷至二间。

下肢：肾经——双侧太溪至水泉。

胃经——双侧内庭。

7. 咽喉肿痛

咽喉肿痛是指咽喉部红肿疼痛的症状。在多种外感及咽喉部的疾病中可出现此症，本症又有"喉痹""喉喑"等名，急慢性喉炎、扁桃体炎、咽炎可照此刮痧治疗。

【刮痧治疗】

头颈部：全息穴区——额中带、额旁一带（双侧）。

胆经——双侧风池。

任脉——廉泉、天突。

胃经——双侧人迎。

背部：督脉——大椎。

膀胱经——双侧大杼至肺俞。

上肢：大肠经——双侧曲池、合谷。

肺经——双侧尺泽、列缺。

下肢：胃经——双侧丰隆、冲阳。

肾经——双侧太溪至水泉。

美容保健的刮痧疗法

刮痧，是盛行于我国民间的一种治疗、保健方法，刮痧美容借助刮痧板，通过一定的手法，将力作用于脸、颈部及其他部位的肌肤及深部组织，以达到美容、健体的目的，是一种特殊的物理疗法。其作用主要在以下几方面：

刮痧对皮肤的作用

刮痧的机械作用，使皮下充血，毛细孔扩张，秽浊之气由里出表，体内邪气宣泄，把阻经滞络的病源呈现于体表；使全身血脉畅通，汗孔张开，而达到痧毒从汗出而解。同时，可使皮脂分泌通畅，皮肤柔润而富有光泽，肤色红润，皱纹减少，还可以消耗过多的脂肪，加快代谢和有助于减肥。

刮痧对血管的作用

刮痧术通过经络俞穴刺激血管，改变血管内的血流运动，使人体周身气血迅速得以畅通，病变器官和受损伤的细胞得到营养和氧气的补充，气血周流，通达五脏六腑，平衡阴阳，可以产生正本清源、恢复人体自身愈病能力的作用。

刮痧对人体免疫功能的作用

刮痧可以促进正常免疫细胞的生长、发育、提高其活性，同时刮痧出的痧象可趋向吸引淋巴细胞、白细胞和其他免疫细胞向出痧部位靠近，从而对病毒、细菌起到吞噬作用。此外，刮痧可使人体的组织胺、类组织胺及乙酰胆碱分泌增多，使其携带氧气和血红蛋白的数目相应增加，从而使免疫细胞得到足够的营养补给。这些都有助于人体自身免疫系统功能的提高。

刮痧对消除疲劳、增强体力的作用

在超负荷工作和大的活动量之后，人的肌肉由于过度紧张而收缩，使肌肉内代谢的中间产物——乳酸大量积聚，人就会感到全身疲劳、肌肉酸疼。这时，通过刮痧可以转化部分这些中间产物，比如可使 1/5 的乳酸氧化成二氧化碳和水，4/5 的乳酸还原成能量物质，从而使全身肌肉放松，肌张力降低，人因此消除疲劳和恢复机体的工作能力。

面部刮痧养颜美容，通过刮拭面部的经络来疏通气血，改善微循环，清除沉淀在皮肤深层的毒素及其他代谢产物，增加细胞营养供应，促进新陈代谢，使皮肤表面的分泌功能和清洁过程不断加强。

在刮痧美容的过程中，根据经络、脏腑、阴阳的表里关系，可以判断出病变部位。针对病变部位刮拭躯干四肢有关的经穴和全息穴区，出痧排毒，活血化瘀，疏通经络，增强脏腑功能，改善内分泌，从根本上治疗和缓解色斑、痤疮等障碍性疾病，使皮肤保持润泽有弹性，延缓皱纹的产生，使人们恢复靓丽容颜，并有益于全身健康。

1. 美白

美白从健康做起。以中医经络的观点来看,身体的健康状况会反映在脸部,若是体内经络的脉气不通,脸部皮肤自然暗沉、发黄,色块不均。一个不懂保养的人,在步入中年之后,会发觉脸色失去年少时的白净、光彩,成了名副其实的"黄脸婆"。脸部除了净白以外,还得要透亮,才是健康的表现。

脸部要净白,要抓住两个重点:

(1)身体要健康,尤其是要保持脸上的穴道畅通。

(2)防晒要做好。

脸部美白方法除了搽防晒保养品,搽美白精华液、美白霜,勤敷美白面膜,打美白针,吃美白食物以外,最快速、有效、易学、实用的方法,就是脸部刮痧、拍打、按摩。

脸部净白刮痧方法:

(1)脸上有6条阳经,可以整脸刮痧,刮到脸部酸痛感消失即可停止。脸部刮痧前,脸要洗干净,抹上滋润物。

(2)刮痧板与脸部呈90度角,轻轻地让力道下沉2~3厘米,力道不能浮,刮到脸上的气节。

额头部位由下往上,从眉毛到发际刮,整个额头部位都要刮到。

两颊以鼻子为中心点,横向刮痧,由上到下,由内往耳朵方向刮痧。

人中也要刮痧,这里是子宫、卵巢的反射点,刮痧手法与刮脸颊部位相同。

下巴同样横向刮痧,以下巴中间、鼻子下为中心点,往左、右两边单方向刮痧。

面部肌肤上斑点瑕疵、发黄晦暗等问题也可以用刮痧来治疗。刮痧刺激肌肤经络与俞穴,可以使脸部气血流畅,加速肌肤的新陈代谢,增强皮肤对营养成分的吸收,让体内毒素由血管或毛孔排出体外。

【具体操作操作方法】

第一步,清洁肌肤。用温水洁面,包括使用洁面乳、喷雾等。

第二步，涂抹介质。

第三步，刮痧。

【气滞血瘀型斑的刮痧】

经脉：督脉、足阳明胃经、足厥阴肝经、手少阴心经。

主穴：百会、风池、印堂、四白、颧髎、上关、太阳、大椎、大杼、肝俞、胆俞、太冲。

配穴：面部 口禾髎、巨髎、阳白、头维。

身体：神门、内关、三阴交、足三里、肾俞。

刮痧方法：先通经脉，每次主穴均选头面部穴位平补平泻；根据皮损部位加选面部配穴，一般用平补平泻法。

2. 防皱

防皱去皱，是指预防或消除面部或颈部的皱纹。皱纹是皮肤老化最初的征兆，皱纹进一步发展，就要增加皮肤弹性，以保持皮肤的平滑。

传统的鱼形刮痧板刮痧按面部穴位，可以有韵律地刺激皮肤组织、肌肉和神经，促进血液循环。当血液循环变得顺畅，氧气和营养成分就会被及时运送到各个皮肤组织，新陈代谢也随之加快。因此刮痧可以增加皮肤与肌肉的弹性，改善局部的血液循环，增加皮肤光泽，保持皮肤水分，使皱纹平展。坚持使用神奇的刮痧板刮脸术，每天晚上用刮痧板进行1分钟的脸部刮拭，就能让护肤效果事半功倍，起到激活面部细胞活力的醒肤奇效，呈现自然均衡的健康肤色，从而实现"岁月不留痕"的愿望。

刮痧去皱主要有四种常用的方法：

（1）紧致脸部轮廓

将鱼形刮痧板紧贴两颊，沿脸颊轮廓线轻轻向耳部刮按，反复10次。有助于提升脸部线条，不让双颊有下垂赘肉。

（2）顺畅血液循环

将瓷勺放在耳朵后面的凹陷处（耳下腺）轻轻敲打，反复40次。节奏轻快的敲打能让脸部血液和淋巴循环更顺畅。

（3）提升眼尾线条

将刮痧板自眼尾向太阳穴轻轻刮按,反复5次。有助于提拉眼角肌肤,避免眼角下垂、眼尾细纹丛生等问题。

(4)缓解压力

将刮痧板自印堂向神庭刮拭,再刮痧整个额头,可缓解因压力过大产生的头晕、头痛、抬头纹等。

3. 减肥

人体肥胖的原因,其一是食欲好、食量大、吸收佳,而运动量小;其二是脾气虚,运化功能减弱,致使运化水湿功能低下,能量代谢发生障碍,湿聚而成痰,湿和痰(即指多余的水分与脂肪)不断蓄积,则形成形体肥胖。中医认为脂肪为一种"痰",即为一种湿气,因为肥胖的人多半喜欢吃甜食、饮料、冰品,导致湿气留驻,造成脂肪聚积。

刮痧的机械作用,使皮下充血,毛细孔扩张,秽浊之气由里出表,体内邪气宣泄,把阻经滞络的病源呈现于体表;使全身血脉畅通,汗腺充溢,而达到开泄腠理、痧毒从汗而解。同时,可使皮脂分泌通畅,皮肤柔润而富有光泽,肤色红润,皱纹减少,还可以减少脂肪,加快代谢和有助于减肥。坚持对肥胖的局部进行刮痧,对各种原因的局部肥胖均有减肥效果。

【刮痧减肥的选穴与方法】

减肥刮痧力度要适中,每天刮1至2次。若按力大、刮拭时间长,必须涂刮痧润滑剂保护皮肤,而且抹上少许的油膏或乳液以作为润滑剂,可以避免肌肤因过度摩擦而产生不适,甚至于出现破皮的状况,刮痧时力量也可以避免下得太重。

背部:膀胱经——双侧肺俞、脾俞、肾俞。

胸腹部:任脉——膻中、中脘、关元。

上肢:肺经——双侧孔至列缺。

大肠经——双侧曲池。

下肢:胃经——双侧丰隆。脾经——双侧三阴交。

肥胖的局部:直接刮拭肥胖的局部,应使按压力传导到皮下组织,促其被动运动，有利于加强新陈代谢，消除局部的水分和脂肪，达到减肥目的。

脸部：①自头顶处直线往下刮至鼻尖处。②自鼻侧顺着法令纹往下刮。③自眼窝下方经过颧骨往下刮至颈部。

颈部：①自左右耳后下刮至肩膀。②自下巴下刮至喉结。

手臂：①自肩处往下刮至手掌。②自手腕往下刮至腋下。

背部：①由颈部由上往下，分三边刮至两肩及脊中。②自腋下多肉处往下刮至腰部。③从脊中与两侧脊骨分三次由上往下刮。

臀部：①自臀部多肉处往下刮。②自腰部往下刮至臀部底处。

腰围：①自腰部分前、侧、后三次往下刮。②小腹自肚脐往下刮。

大腿：①自大腿外侧多肉处往下刮至膝关节。②自大腿内侧关节往上刮。

小腿：①自膝关节外侧往下刮至脚踝。②自小腿内侧脚踝往上刮至膝关节。

手掌：①自拇指关节往下刮至腕关节。②自中指下方往下刮至手腕。③自小拇指顶端往下刮至腕关节。④掌中心顺时针方向刮。

脚底：①自脚掌凹处的外侧往内刮至脚掌中心。②自脚掌中心直线往下刮。

4. 美目

每个人都向往拥有一双年轻、美丽和动人的眼睛。然而，眼睛却是面部最容易衰老的部位。因为眼部皮下的皮脂腺与汗腺分布最少，是人体皮肤最薄的部位，极易产生皱纹。一旦皱纹形成，往日的那充满青春活力的神采便日渐消失，随之而来的是面容衰老无华。所以，平时要更加注意呵护自己的双眼。

眼部皱纹由浅至深分为三种：由角质层缺水引起的干燥纹；因角质层缺水引起有棘层细胞萎缩而产生的线状纹（通常称鱼尾纹）；由真皮层纤维老化所产生的深皱纹。

眼部刮痧可促进眼部血液循环，刺激穴位，帮助眼部气血运行，改善眼部黑眼圈、眼袋、皱纹、皮肤松弛、下垂现象，令眼部皮肤紧实、富有弹性。因此眼部刮痧适合有黑眼圈、眼袋、眼角下垂及鱼尾纹等表现的人群。

【精油刮痧美目的基本手法及程序】

（1）手握刮痧板，治疗时厚的一面朝向手掌，保健时薄的一面朝向手掌。

（2）刮痧板与刮试方向保持90~45度进行刮痧。

（3）刮痧时应用力均匀，刮痧部位适量拉长。

【程序】

（1）卸妆、洗脸。

（2）在眼部均匀涂抹精油。

（3）眼部刮痧。

（4）眼膜（根据眼部皮肤问题上膜）。

（5）洁面。

5. 美颈

颈部是头颅连接躯干的枢纽，支撑着整个头部的重量，又经常暴露在外面，与人接触时，看见颜面，便会看见颈部。人们工作和休息时的不良姿势会使颈部较早地出现脂肪沉积和皱纹。此外，不当的肢体运动也会造成颈部皮肤的老化，激烈体育运动压迫脊椎也会造成颈部皮肤的纹理松弛。从40岁起，人体颈部皱纹会明显增多，皮肤脱水现象越来越明显。祖国医学认为颈部老化是由于脾胃亏虚，气血化生不足，颈部皮肤失于涵养，或由于过食肥甘味厚，聚湿生痰，阻塞脉络，气血不能荣养颈部肌肤，导致皮肤松弛老化。

刮痧美颈的选穴：大椎穴、大杼穴、人迎穴、足三里、扶突穴。

随症加减：脾胃亏虚者加足太阳膀胱经脾俞、胃俞穴。

【刮拭方法】

（1）患者取坐位，术者位于患者对面。嘱患者稍微仰头，在颈部涂抹刮痧介质，然后从上而下用平补平泻手法刮拭人迎穴、扶突穴，刮至皮肤出现红色痧痕为止。

（2）患者取俯卧位，术者站于患者侧面，在背部均匀涂抹刮痧介质后，自上而下刮拭大椎穴、大杼穴，刮至皮肤出现紫红色痧痕为止。

（3）患者取仰卧位，术者站于患者侧面，在小腿部均匀涂抹刮痧介质后，自上而下刮拭足三里穴，刮至皮肤出现紫红色痧痕为止。

颈部有长、短、粗、细之分，它和整个身材与头部必须协调相称，才能显得健康美丽。而颈部减肥健美操能使颈部的肌肉得到活动，祛除多余的脂肪并使之健美。

具体练习方法如下：

（1）坐在凳子上，两臂自然下垂，头先向左摆，然后向右摆，这样左右摆动10次。

（2）坐在凳子上，挺起胸部，头先向下低，以下颌骨接触胸部为止，然后尽量向后仰头，脸朝上，停5秒钟后再低头，如此反复做10次。

（3）坐在凳子上，胸部挺起，向左右摇摆下颌，先轻后重，连续做10次。

（4）坐在凳子上，胸部挺起，先将颈部尽量向上伸，再将颈部尽量向下缩，使颈部肌肉先伸长后缩短，连续做10次。

（5）坐在凳子上，身体不动，头部先从左边尽量向后扭，扭至不能再扭为止，然后再从右边尽量向后扭，扭至不能再扭为止，这样连续做10次。

（6）身体俯卧在床上，将头部努力上抬，再慢慢降下来至平直状态，停留片刻再慢慢上抬，如此重复，直到不能坚持时止。

坚持练习颈部减肥健美操，可使脖子多余脂肪消除，皮肤富有弹性，并保持青春迷人的活力。同时，它能促使头皮血液畅通，对头发生长和脑髓的滋润都会产生良好的效果。

6. 丰胸

丰胸是指丰满女性的乳房及增加胸部肌肉的健美。乳房是成熟女性的第二性征，丰满的胸部是构成女性曲线美的重要部分。女性的乳房以丰盈有弹性、两侧对称、大小适中为健美。

中国医学认为，乳房发育不良属于萎症范围，自古先贤强调治萎当先治脾，中医丰胸处理原则主要以调理气血循环，改善肠胃机能并滋养肝肾为主。乳头属足厥阴肝经，乳房属足阳明胃经，肝主气机疏泄，胃主运化水谷精微，所以乳房的发育、丰满与人的情志是否舒畅、气血运行是否通达有密切关系。肝气旺盛，乳头自然硬挺，脾胃功能好，乳房自然丰满，要治疗乳房萎缩疾病，自然要以注重脾胃功能及补气养血为先。此外，乳房发育不良与内分泌失调及荷尔蒙的分泌有关，更须加以温补肾阳增强免疫功能，因此多方面的调理才能达到最理想的效果。如因产后哺乳而塌陷变形，需以补气回阳，活血通络为主，配合全身其他的症状，辨证论治对症下药，再配合施以针灸及物理能量经络理疗效果会更好。刮痧用于乳房的美容保健重在肝肾脾胃等脏腑经络。

刮痧时取经外奇穴乳四穴（在乳头为中心的垂直水平线上，分别距乳头二寸），足阳明胃经足三里穴，足太阴脾经三阴交穴，足厥阴肝经太冲穴。

患者取仰卧位，术者站于患者侧面，在刮拭部位均匀涂抹刮痧介质后，自外向内用泻法刮拭乳四穴，再刮足阳明胃经足三里穴，足太阴脾经三阴交穴，足厥阴肝经太冲穴。刮至局部皮肤出现红色斑点为止。刮拭乳四穴时手法应稍轻。

【注意事项】

患者应选用合适的文胸，过松会导致乳房下垂，过紧则会造成乳房附近的血液循环不良。

7. 纤腰

腰部曲线是身体曲线美的关键，腰身若恰到好处，即使胸不够丰满，臀不够翘，视觉上仍给人曲线玲珑、峰峦起伏的曲线美感。反之，就会显得粗笨。

正常情况下，腰围与臀围之比率应约为 0.72。如果比率低于 0.72，就属于标准的梨型身材，如果比率高于 0.72，即为苹果型身材，若达到 0.8，则是典型水桶腰了，用手轻轻一捏就会捏起赘肉，这时的体型已是"红灯"高悬，危险已在招手：苹果型腰身更易患心脏病，比率越高，危险越大，尤其是脂肪聚集在腰、腹部的人，该注意了。

女性腰、腹部最易囤积脂肪。使用腰部的刮痧方法，再加上正确的健美锻炼、控制饮食、良好的生活习惯等,就可以逐渐减轻体重,使人变得轻盈苗条。

【刮痧瘦腰的选穴与刮拭方法】

俞穴:
天枢穴、足三里穴、大横穴、腰阳关、脾俞穴、胃俞穴、腰俞穴。

【刮拭方法】

(1)患者取俯卧位,术者站于患者侧面,在刮痧局部均匀涂抹刮痧介质后,采用泻法,自上而下刮拭脾俞穴、胃俞穴、腰阳关、腰俞穴,刮至皮肤出现紫红色痧痕为止。

(2)患者取仰卧位,术者站于患者侧面,在刮痧局部均匀涂抹刮痧介质后,自上而下刮拭天枢穴、大横穴、足三里穴,刮至皮肤出现痧痕为止。

8. 美腿

小腿粗的女性烦恼都是一样的,夏天穿裙子不好看,冬天穿靴子也不好看。但是瘦腿那么难,搞不好,还会让腿越来越粗壮了。下面我们就和大家分享一种很流行的及其简单的瘦腿方法——"刮痧瘦腿法"。用这个方法坚持一个月以后小腿围开始变瘦,两三个月以后都能瘦3至6厘米左右。

刮痧瘦腿使用工具

(1)瘦身精油:要想效果好,瘦腿的最快方法是用纤体瘦身精油,目前主流的瘦身精油是由杜松、葡萄柚、天竺葵、红花油、胡萝卜籽组成的,具有分解脂肪、排除体内毒素和去水肿的功效。

(2)刮痧板:水牛角或者其他材料制成的刮痧板。如果没有刮痧板,也可以用家用的饭勺、瓷勺、木梳子的背面等来代替,只要边缘圆滑,不会刮破你的皮肤即可。

刮痧瘦腿操作方法：

先在腿上涂上瘦身精油，坐在床上或者沙发上，腿自然曲起，让小腿处于最自然放松的状态，然后用刮痧板从膝盖到脚跟，每天刮20分钟（或是左右腿各100下）。刮拭时注意方向和把握力度。

（1）方向：从膝盖弯根开始，向下刮，每次只能刮一个方向。（如果有下肢静脉曲张或水肿，则必须从下往上刮，以改善血液循环，否则相反方向会越来越严重。没有的话，两个方向皆可，但是当然还是下至上好，使得疲惫了一天的腿放松，血液循环有所改善。）

（2）力度：一定要相对大力度快速的刮！（当然也是越使劲越好，要在自己能承受的范围，只要坚持刮了就能有效果。）

刮痧瘦腿要注意的小细节：

（1）刮之前一定要涂抹润滑作用的油。比如：刮痧油、橄榄油、精油（建议用瘦身精油，因为瘦身精油本身就有消脂的功效，加以配合刮痧就是事半功倍）。

（2）刮痧瘦腿刮完之后，用餐巾纸把没吸收的油擦拭干净。

（3）刮痧瘦腿后饮用热水一杯，可适当补充消耗的水分，防止头晕疲劳，还能促进新陈代谢，加快代谢物的排出。

（4）刮痧瘦腿时不要着凉，刮完后不要碰冷水，不要洗澡，最好是洗完澡刮痧之后就睡觉。

（5）刮痧瘦腿每天一次就可以了。

（6）如果出现紫点那是刮出痧来，说明身体有小小的毛病，稍稍停几天就会下去（个人体质不同，有些人是刮不出痧的）。

（7）不能带痧刮，出了痧后要停到痧退才能再刮。

（8）来月经的前三天身体不宜刮痧瘦腿，可以暂缓。

（9）饮食注意：如果你不是全身肥胖想减肥的话，饮食上没有什么特别注意的，只要少吃油腻、含糖量高的食物就行，如果能配合晚餐少吃一些，可以瘦得更快。

（10）加强效果：本方法也可以用于瘦大腿（刮大腿部位就行），

刮痧瘦腿以后，可以做一些瘦腿瑜伽动作，拉伸肌肉，或者是空中踩单车动作，或者是躺着，双腿靠墙高举 10 分钟左右，效果会更明显。

9. 消除面部瑕疵

酒渣鼻的刮痧方法：涂刮痧油后，用面刮法从至阳穴开始向下刮至命门穴。再用双角刮法刮拭两侧同水平段的夹脊穴。再刮膀胱经。每次刮拭 10~15 厘米长，每个部位刮 15~20 下，刮拭过程中遇到疼痛点、不顺畅处、有结节的部位做重点刮拭。中医认为酒渣鼻与脾胃湿热有关。刮拭脾胃的脊椎对应区，可以调节脾胃功能，有健脾和胃、清热利湿的功效。

痤疮的刮痧方法：在督脉大椎穴均匀涂抹刮痧油。然后用面刮法先重点刮拭大椎穴，然后从大椎穴上面开始向下刮，一直刮到至阳穴（两肩胛骨下缘连线与背部正中线相交点）为止。最后用双角刮法刮拭椎穴到至阳穴两侧夹脊穴处，再用面刮法刮拭两侧同水平段的膀胱经。每次刮拭 10~15 厘米长，每个部位要刮 15~20 下，只要毛孔张开，或有痧出现就可以停止刮拭。刮拭过程中注意寻找疼痛点、不顺畅以及有结节的部位，并做重点刮拭。

中医认为痤疮与体内心肺热盛，热毒积聚有直接的关系。心肺脊椎对应区部位同时也是大椎穴、膈俞穴、心俞穴、肺俞穴所在的部位。刮拭心肺的脊椎对应区，可以调节心肺功能，对于体内热盛者有清肺活血解毒的功效，体内热毒清解，面部痤疮自然减轻或消失。

黄褐斑的刮痧方法：按照中医的基本理论，黄褐斑较常见的可分为三型，肝气郁结型、脾土亏虚型、肾水不足型。

刮痧时使用水牛角板，蘸取红花油进行。肝郁型选择肝俞、太冲、血海、足三里，脾虚型选择胃俞、脾俞、足三里、血海，肾虚型选择肾俞、照海、足三里、血海。黄褐斑是指颜面出现面积大小不等的斑片，小的如钱币大小，或蝴蝶状；大的满布颜面如地图。颜色呈黄褐色或淡黑色，平摊于皮肤上，摸之不碍手。黄褐斑多对称分布于颧、颊、额、鼻、口周、眼眶周围，界线明显，压之不褪色，表面光滑，无鳞屑，无痒痛感。引起黄褐斑的因素很多，主要有内分泌因素、物理性因素、化学性因素、炎症性因素、营养性因素等。长期的精神紧张、慢性肝功能不良、结核病、癌瘤、慢性酒精中毒等，均可诱发黄褐斑。

10. 乌发美发

坚持头部保健刮痧，可以迅速改善头皮血液循环，逐渐增加头发的营养成分。配合其他部位经穴的刮拭，不但可以促进毛发生长，还可间接调整脏腑功能，增强机体免疫力。方法与步骤：

全头：每天刮拭全头2至3次。

侧头部：刮板竖放在头维至下鬓角处，从前向后下方刮至耳后发际处。

前后头部：以百会穴为界，将头顶部分为前后两部分。先由顶至前额发际处，从左至右依次刮拭，再由顶至后颈发际处，从左至右依次刮拭。

因头皮部分有毛发覆盖，为达到刺激效果，宜用刮板凸起面边缘大力刮拭，可以将以上部位用刮板角部依次重复刮拭，以加强效果。

【选穴】

背部：膀胱经——双侧肺俞、肾俞。

下肢：胃经——双侧足三里。脾经——双侧血海。

小提示

中医认为"发为血之余"，肾"其华在发"。头发的好坏与气血、脏腑功能密切相关。肾气充足，气血旺盛，则发润泽。经常刮拭全头部，直接改善头部的微循环，使新陈代谢旺盛，头皮细胞活化，头部气血充盈畅达。发根得到充足的氧气和各种营养成分的补充，则毛发生长率加快、毛干粗壮、发根坚固、发质柔软而有光泽，并能减少脱发和头皮屑，促进白发转黑。

人体所有的阳经都上达于头部，头部经络对全身各系统有整体调控作用。经常刮拭全头部，刺激头部经络穴位，还可畅达全身的阳经，疏通全身的阳气。配合膀胱经和胃经、脾经有关腧穴的刮拭，可增强脏腑功能，以助化生精血，润泽毛发。

11. 鼻部刮痧

刮拭鼻部以两手大拇指的指背中间一节，相互擦热后，分别刮拭鼻梁两侧 32 次；用食指自上而下刮鼻梁 16 次；分别用两手食指刮拭鼻尖各 16 次，然后用两手食指点压刮鼻翼两侧的迎香穴 32 次。此法可疏通经络，增强局部气血流通，有效预防感冒和鼻病。

气功健鼻《内功图说》中有三步锻炼健鼻功法。两手拇指擦热，刮拭鼻关 36 次；然后静心意守，排除杂念，二目注视鼻端，默数呼吸次数 3~5 分钟。晚上睡觉前，俯卧于床上，暂去枕头，两膝部弯曲，两足心向上，用鼻深吸清气 4 次，呼气 4 次，最后恢复正常呼吸。本法可润肺健鼻，预防感冒和疾病，还有强身健体的作用。

刮鼻部的穴位有：鼻通、迎香、素髎。

刮面颊部的穴位：巨髎、颊车。

刮痧美容，还要和排毒结合起来。要达到美容最佳效果，首先要进行排毒，把肠壁上的宿便排除掉，因为这些积存物在肠内发酵，就产生毒素。这种毒素，可使人致病，加速人的老化。服用清肠食品，可清除体内毒素和废物，从而清除面部的青春痘、黑斑、色素的生长因素，达到皮肤健美、美容的功效。

刮痧调理亚健康

底蕴深厚、历史悠久的民间刮痧疗法广为人知，尤其是知道刮痧对头痛、颈椎病、肩周炎、腰腿痛、肠胃病等常见病疗效显著，但是很多人都不知道正确的刮痧方法还可以促进新陈代谢，给细胞补氧祛瘀，增加活力，对于改善亚健康状态是既简便又有效的好方法。

刮痧改善亚健康状态的机理

活血化瘀、活化细胞、排毒解毒、迅速改善微循环是刮痧疗法的特点。而活血化瘀、降低血液黏度，可以改善微循环障碍，避免由亚健康向疾病的转化，也是保持健康体魄的有效方法。

只要有微循环障碍，毛细血管的通透性就会出现紊乱，在微循环障碍的部位刮拭时，刮板向下的压力及摩擦会迫使淤积的有害代谢产物从毛细血管壁渗漏出来，存在于皮下肌肉组织之间，所以刮拭后就一定会有痧出现。微循环的程度和痧的颜色密切相关，轻度的微循环障碍会出少量的红色、紫红色的痧点；重度的微循环障碍会出较多的暗青色、青黑色的痧斑。刮拭出痧就是排除内毒素，从而解除局部的血脉淤滞，降低血液黏度，疏通经络，改善微循环。气血由阻滞变为通畅后，组织器官的细胞得到了充足的氧气和营养素的供应，活力增强。

刮痧疗法不仅能有效改善亚健康，如选择具有改善亚健康脏腑作用的相关经络穴位和全息穴区刮拭，则能更快地提高机体免疫力、使脏腑调节功能恢复正常。

刮痧改善亚健康状态的优势

经络全息刮痧不仅能治疗各科常见病、多发病，对改善亚健康状态有独到之处。

首先，改善亚健康状态疗效迅速。用保健刮痧的方法选择刮拭人体皮肤上与各脏腑器官相连接或相对应的全息区域，可以活血化瘀、降低血液黏度、改善微循环状态。刮痧疗法排出内毒素，改善微循环是在刮拭的瞬间实现的，因此改善亚健康状态疗效迅速。而通常内服中西药物改善微循环，排出体内毒素，需要一个缓慢的过程。

其次，可以根据出痧的颜色和面积的大小确定亚健康状态的轻重程度，还可以根据出痧的经络穴位和全息穴区判断出功能减弱的脏腑器官，这有助于针对每个人的特点刮拭不同的部位，提高免疫功能，调节脏腑功能，改善症状。

再次，刮痧治疗只在皮肤表面进行，不需服用任何药物，没有副作用。

最后，刮痧操作简便易学，即使没有医学基础知识，只要认真学习，便可以掌握其中的技巧。

刮痧改善亚健康状态的具体方法

如果想用保健刮痧法来发现和改善亚健康状态，就需要经常刮拭头部、胸腹部、手足部位的经脉和各脏腑器官的全息穴区，定期刮拭背部脏腑器官的体表投影区和脊椎对应区。如发现刮拭后的区域出现异常的疼痛等感觉或者出痧明显，就可以根据出现疼痛和痧的部位来判断亚健康的有无和严重程度。然后进行重点区域的刮拭治疗，刮拭的时间和部位可以根据自己的生活工作情况灵活掌握。刮拭部位还可以参考教材，根据不同的症状，按图索骥找到有相关治疗作用的刮拭部位。然后就可以通过刮痧及时净化体内环境，清洁经络，促进新陈代谢，改善微循环，活化细胞，增强脏腑功能，提高人体免疫力，有效改善亚健康状态。

下面我们从亚健康的各种不适症状来了解刮痧预防和治疗亚健康的具体方法：

1. 快速缓解大脑疲劳

中医认为疲劳与五脏失调密切相关，如腰腿酸软多与肾相关，气短乏力多与肺相关，不耐劳多与肝相关，神疲多与心相关，肢体疲劳多与脾相关。因此治疗亚健康疲劳应以调节五脏为关键。

刮头部：①以百会穴为起点分别向四神聪方向轻刮，每一方向刮拭10~20次，也可用梳刮法以百会为中心向四周放射刮拭。②以刮痧板的一个角点压按揉百会、太阳、天柱穴，每穴按揉1~3分钟。③用直线刮法自风府穴至身柱穴刮10~20次，重点刮拭大椎穴。④用弧线刮法刮拭颈部侧面的胆经，从风池穴刮至肩井穴，每侧刮拭20~30次。

刮背部：用直线法刮拭脊柱两侧的膀胱经，重点刮拭心俞、脾俞、胃俞、肾俞，每一侧刮拭10~20次。

刮四肢：①用直线法刮拭前臂外侧大肠循行区域，合谷穴、曲池穴、手三里穴可以用点压法、按揉法。②用直线法刮拭心包经的内关穴，然后刮拭小腿外侧胃经的足三里穴、脾经的血海穴、三阴交穴，每侧刮拭10~20次。

2. 改善睡眠

中医将失眠归于"不寐""不得眠"的范围，认为多由七情所伤，即恼怒、忧思、悲恐等而致心肾不交、肝郁化火所致。刮痧可以养心安神、疏肝解郁、放松身心，从而改善失眠。

刮头颈部：①用双板从额头中部分别向左右两侧发际头维方向刮拭，用轻手法刮拭10~20次，用角点压按揉神庭、头维、印堂、鱼腰等穴位。②从太阳穴绕到耳上再向头侧后部乳突和风池方向刮拭，每一侧刮拭10~20次。③以百会穴为起点分别向四神聪方向刮拭，每一方向刮拭10~20次。④用刮痧板的角点压按揉风池穴、安眠穴等。

刮背部：①用直线法刮拭脊柱正中线督脉循行区域，从大椎穴刮至至阳穴10~20次。②用直线法刮拭大杼穴至膈俞，每侧刮20~30次，以出痧为宜。③刮拭神道、心俞穴。

刮拭四肢：①用直线法刮拭前臂内侧心经循行区域，每一侧刮拭10~20次，重点刮神门穴。②用直线法刮拭小腿内侧的脾经循行区域，从阴陵泉刮至三阴交，每一侧10~20次，点压按揉三阴交穴。

3. 缓解眼疲劳

眼疲劳是一种眼科常见病，主要是由于人们平时全神贯注看电脑屏幕时，眼睛眨眼次数减少，造成眼泪分泌相应减少，同时闪烁荧屏强烈刺激眼睛而引起的。它所引起的眼干、眼涩、眼酸胀、视物模糊甚至视力下降直接影响着人的工作与生活。

【缓解眼疲劳的刮痧方法】

刮拭后头部：用厉刮法刮拭后头部顶枕带下1/3视神经对应区。用单角刮法刮拭风池穴。

刮拭面部经穴：将少量美容刮痧乳涂在刮痧板边缘，用垂直按揉法按揉睛明穴后，用平刮法从内眼角沿上眼眶经攒竹穴、鱼腰穴缓慢向外刮至瞳子髎穴，再从内眼角沿下眼眶经承泣穴缓慢向外刮至瞳子髎穴，各刮拭5~10下，或以平面按揉法按揉各穴位5~10下。

常用眼部刮痧保健的穴位有鱼腰、攒竹、瞳子髎、睛明、承泣等。

【刮痧要点提示】

眼部刮痧不可用刮痧油，应少量使用美容刮痧乳，并避免刮痧乳进入眼内。

4. 心慌气短

心慌气短中医又称之为"惊悸""怔忡",是自觉心中跳动不安的一种症状,可见之于冠心病、高血压、风心病、肺心病、心功能不全、各种心律失常、心脏神经官能症等多种功能性或器质性心脏病以及贫血、甲亢患者。

【改善心慌气短的刮痧方法】

(1) 刮拭背部

用面刮法和双角刮法自上而下刮拭心脏在背部脊椎的对应区(第4至8胸椎及两侧3寸宽的范围),重点用面刮法刮拭心俞穴、神堂穴。

(2) 刮拭胸部

用单角刮法从上向下缓慢刮拭胸部正中,从膻中穴至巨阙穴,再用平刮法从内向外刮拭心脏在左胸部体表投影区。

(3) 刮拭肘窝经穴

用拍打法以适度的力量拍打肘窝少海穴(肘窝小指侧)、曲泽穴(肘窝正中)、尺泽穴(肘窝拇指侧)。用面刮法从上向下刮拭太渊穴,也可平面按揉内关穴。

(4) 按揉第二掌骨心区

用垂直按揉法按揉第2掌骨心区。可以缓解心动过速的症状。

5. 焦虑烦躁

当人体长期的高强度超负荷的工作,会使精神总是处于高度紧张的状态,当超过了神经承受的限度的时候,就会难以控制自己的情绪,出现焦虑、烦躁、忧郁。不良情绪长期不能缓解,会使体内分泌与神经系统失调,影响其他脏腑器官的生理功能。

焦虑、烦躁会导致胁肋胀痛、食欲不振、免疫力下降,加速衰老;男性会出现性功能障碍,女性会引起月经不调和乳腺增生、更年期症状加重,面部出现黄褐斑等。

【缓解焦虑烦躁的刮痧方法】

（1）刮拭背部

用面刮法和双角刮法从上到下刮拭中背部肝胆同水平段的督脉、夹脊穴和膀胱经。重点刮拭肝俞、魂门、胆俞穴。

（2）刮拭胸胁部

用平刮法缓慢从内到外刮拭肝胆在右背部及右胁肋部的体表投影区，重点从内向外刮拭期门穴。

【刮拭要点提示】

刮拭肝胆体表投影区要按压力大，速度缓慢，寻找并重点刮拭疼痛、结节等阳性反应部位。

6. 颈肩酸痛、僵硬

中医认为颈肩酸痛是由于颈肩部气血瘀滞所致。刮痧疗法可以舒筋通络，活血化瘀，促进局部新陈代谢，使原本僵硬的肌肉放松，调整亚健康状态。

【颈肩酸痛、僵硬的刮痧治疗方法】

刮颈肩部：

（1）用直线刮法刮拭督脉，从风府穴到大椎穴，刮膀胱经，从玉枕、天柱到大杼、风门，从后发际上，棘突双侧分别由上向下刮拭，每一侧刮15~20次。

（2）用弧线刮法刮拭足少阳胆经，由风池及乳突根部从上向下，经过肩井，刮向肩端，每侧刮15~20次。

刮背部：

用直线刮法刮拭膀胱经，从玉枕经天柱、大杼、风门、肺俞到厥阴俞。刮拭肩中俞、天髎至膏肓、天宗，每侧刮15~20次。

刮四肢：

（1）沿手阳明大肠经，从肩髃过曲池到合谷，刮15~20次。点压按揉合谷穴。

（2）用直线刮法沿足阳明胃经循行线刮拭，从足三里到条口，每一侧刮 15~20 次。

7. 腰酸背痛

在所有的慢性疼痛病患中，腰酸背痛的病患占了最高的比例，现代生活中，上班族最容易患腰酸背痛，罪魁祸首是坐的时间太久。久坐不动，使得整个躯体重量全部压在腰骶部，压力分布不均，会引起腰、腹、背部肌肉下垂或疼痛。另外，固定姿势或姿势不正也可引起腰酸背痛。

【腰酸背痛的刮痧治疗方法】

刮痧时先涂刮痧油，让患者肌肉放松，使刮板的钝缘与皮肤之间呈 45 度夹角，用腕力和臂力，顺着一个方向刮。

刮痧方向的一般原则是由上而下、由内而外。以刮痧部位出痧后呈现微红色或紫红色的痧点、斑块为度。

刮拭为督脉、足太阳膀胱经的循行部位为主。着重刮拭阿是穴、水沟、阳陵泉、委中、膈俞、次髎、夹脊。

8. 下肢酸痛

膝关节是人体所有关节中负担最重且运动量很大的关节，最易劳损和出现运动损伤，所以下肢酸痛以膝关节酸痛最为多见。中医认为，膝为筋之府，肝主筋，肾主骨，下肢酸痛、沉重与肝肾不足，筋皮骨弱有关。肾阳不足，气血虚弱，不能抵御寒邪侵袭；肝血虚，血不荣筋，导致下肢膝关节筋脉气血不足或气滞血瘀而酸痛、沉重。

【刮痧改善下肢酸痛】

用面刮法从上向下刮拭督脉命门穴，膀胱经肾俞穴、志室穴、髋部环跳穴。

用点按法点按膝眼穴，用面刮法从上向下刮拭膝关节周围的 6 条经脉，从膝关节上 3 寸的部位刮至膝关节下 3 寸的部位。

小提示

> 膝眼：在膝关节仲侧面，髌骨之下髌韧带两侧的凹陷中，左右腿共4穴。
> 环跳：股骨大转子与尾骨尖连线的外1/3处。
> 志室：位于第2腰椎棘突下旁开3寸。
> 肾腧：位于第2腰椎棘突下旁开1.5寸。
> 命门：位于第2腰椎棘突下凹陷中。

9. 手足怕冷

手足冰凉是机体亚健康的典型表现，同时还有身体怕冷、精力减退、易疲劳、气温低时容易出现手足冻疮等症状。中医认为手足发凉是体内阳气不足。阳虚者，心肾活力不足，气虚血弱，气血虚而血脉不充盈或气血运行不畅。因为手足距离心脏较远，故而手脚冰凉。手脚冰冷者平时应多吃温热活血的食物，多穿保暖的衣服，多做手脚的运动。

【刮痧方法】

刮拭全手掌。用刮痧板凹槽刮拭各手指，由指根部至指尖，刮至手指发热。再用面刮法刮拭全手掌各全息穴区至手掌发热。并可用面刮法或用平面按揉法重点刮拭手腕部阳池穴、手掌心劳宫穴。

刮拭全足掌。用面刮法刮拭足底的各全息穴区以及足趾，刮至足底发热。

注意：如手足掌皮肤干燥，可以先涂少量美容刮痧乳再刮拭，以保护皮肤。

10. 防病保健——增强免疫力

最简便的增强免疫力的方法就是经常刮痧，每日刮拭7个强壮穴位1~2次，可以增强免疫力。用单角刮法刮拭百会穴、涌泉穴，用点按法刮拭人中穴，用平面按揉法或面刮法刮拭合谷穴、内关穴、足三里穴、三阴交穴。

每日刮拭双足掌心以及足侧、足背，从踝部刮至足趾尖。

每日刮拭双手背和手掌，从腕部刮到手指尖，再用刮痧板的凹槽依次刮拭各手指。每日刮耳，先刮耳窝，再刮拭耳轮以及耳背。

这4种方法，可以根据自己的时间选择2~3种即可。如刮拭时间短暂可以不涂刮痧油，四肢穴位和手背、足背，如刮拭时间长，应涂刮痧油。